聞いて覚える医学英単語

キクタン メディカル

5. 看護とケア編

執筆 平野 美津子
シリーズ監修 髙橋 玲（Dr.レイ）

アルク
ESP Basic

医学英語の土台を築こう

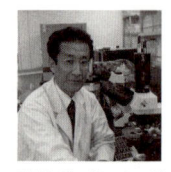

髙橋 玲（Dr. レイ）
同志社女子大学薬学部
医療薬学科
薬物治療学研究室教授

「キクタンメディカル」は、音声を繰り返し聞くことで医学英単語を習得する、発音やリスニングに重点を置いた学習書のシリーズです。医学英単語と一緒に、医学的知識を整理して学べるように作成されています。対象は、医学・看護学系学生や医療従事者、および医学に関心のある初学者ですが、これから医学・看護学系大学を目指す人の挑戦も期待しています。

現在の医学においては、各領域の専門化や細分化、分業が進んでいます。一方、現場で医療を行う際には、時には国籍まで異なる各分野の専門家がチームを構成しますので、相互間の理解やスムーズな意思疎通が重要です。医学英語を体系的に学ぶことで、チーム医療における情報共有力を高めることができるでしょう。

「各分野の視点」で学ぶ

本シリーズでは、まず『1. 人体の構造編』『2. 症候と疾患編』『3. 診療と臨床検査編』を2010年1月に出版しましたが、専門性の高い内容であるにもかかわらず、多くの反響がありました。これを受け、このたび続編である『4. 保健医療編』『5. 看護とケア編』『6. 薬剤編』を出版することとなりました。この3冊では、既刊の3冊よりもさらに臨床現場における専門分野に特化した表現を紹介しています。また執筆も、各分野の知識が豊富で、かつ医学英語教育に熱意のある先生方にお願いしました。

今回の3冊は、基礎的な医学英単語を中心に集めていますが、最近の医療現場で頻繁に使われている新しい語も積極的に取り入れています。また、同じ語でも分野や状況、視点によって意味や用法が違うことを重視し、それぞれの本で、同じ語を別の角度から登場させていることもあります。シリーズ全6冊を通すと、一部の重複を除いても3400語を超える医学英単語を学習することができます。本書での学習が、今後皆さんがさらに医学英語を学習する上での土台となれば幸いです。

2011年3月
シリーズ監修者　髙橋 玲（Dr. レイ）

医療界の国際化に対応するために

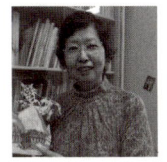

平野 美津子
元聖隷クリストファー大学
リハビリテーション学部教授

　本書では、看護医療行為や各種ケア、処置、注目すべき症状、診断用語など、看護師、助産師、保健師の仕事や視点に関連した医学英語を取り上げています。臨床の場で活躍中の看護師、助産師、保健師、また看護学生やこれから看護・介護・福祉関連の大学を目指す人はもちろんのこと、臨床現場で看護師とともに治療に携わる医師や医学生など、あらゆる医療関係者に役立つ内容です。

国際化の波

　近年、日本の医療界には「国際化」の波が押し寄せており、多くの外国の患者さんが病院に来るようになりました。日本政府は、先端医療技術を利用した治療や診断を希望する外国からの患者さんを誘致するために、「外国人受け入れ医療機関（仮称）」を認定する制度の検討に入っています。さらに、フィリピンやインドネシア出身の看護師・介護福祉士が増えています。このような国際化の波に対処するには、医療通訳に頼らずに、外国人の患者さんや医療スタッフに病状や検査、処置およびケアについて説明するための、英語の医療語彙の知識が不可欠です。

病棟の中に飛び交う「英語」

　「国際化の波」が来る前から、病院では、特有のカタカナ表現や医療英語の略語が飛び交っていました。「○○さんは、2時半にウロです」（urology：泌尿器科のこと）、「患者さんがVF起こしています」（ventricular fibrillation の略で心室細動のこと）など、枚挙に暇がありません。本書で、外国の患者さんやスタッフに通じる正規の医学英語を、正しい発音で覚えましょう。

　本書がきっかけとなって、医学英語や、外国の患者さんとの会話、さらには海外での実践に興味を持つ人が増えると嬉しく思います。

　最後に、企画段階から尽力いただいた担当編集者の菊野啓子さん、中島もえさん、イラスト作成の吉泉ゆう子さんに心からお礼申し上げます。

2011年3月
　　　　　著者　平野 美津子

Contents

看護医療やケア、助産に関する医学英単語
640語を完全マスター！

Chapter 1
看護とケア①
Page 9 ▶ 49

Unit 1
バイタルサイン ▶ [001-032]

Unit 2
一般症状 ▶ [033-064]

Unit 3
食事・口腔ケア・排泄 ▶ [065-096]

Unit 4
体位変換と褥瘡予防 ▶ [097-128]

Unit 5
患者の安楽と尊厳 ▶ [129-160]

コラム①
患者との会話で使える表現
Page 50

Chapter 2
看護とケア②
Page 51 ▶ 87

Unit 1
看護診断 ▶ [161-184]

Unit 2
無菌操作と酸素療法 ▶ [185-208]

Unit 3
与薬 ▶ [209-240]

Unit 4
検査 ▶ [241-272]

Unit 5
病院の施設・職員 ▶ [273-304]

コラム②
看護師同士の会話
Page 88

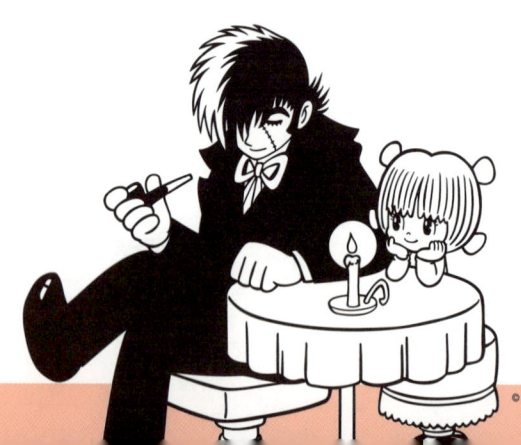

© 手塚プロダクション

前書き
Page 2 ▶ 3

本書と CD の使い方
Page 6 ▶ 8

Parts of Body
（身体の部位）
Page 177 ▶ 178

INDEX
［英語］
Page 180 ▶ 185
［日本語］
Page 186 ▶ 191

Chapter 3
病棟別臨床用語
Page 89 ▶ 141

Unit 1
循環器科病棟 ▶ [305-336]

Unit 2
呼吸器科病棟 ▶ [337-368]

Unit 3
消化器科病棟 ▶ [369-408]

Unit 4
脳神経科病棟 ▶ [409-448]

Unit 5
腎臓・泌尿器・
内分泌科病棟 ▶ [449-480]

Unit 6
手術室と外科 ▶ [481-512]

コラム③
医学英語の成り立ち
Page 142

Chapter 4
助産と保健
Page 143 ▶ 175

Unit 1
妊婦健診 ▶ [513-544]

Unit 2
陣痛と分娩 ▶ [545-568]

Unit 3
鎮痛と合併症 ▶ [569-584]

Unit 4
産後と新生児ケア ▶ [585-616]

Unit 5
保健活動と終末期ケア ▶ [617-640]

コラム④
さまざまな声かけ表現
Page 176

【記号説明】

CD-01：「CDのトラック1を聞いてください」という意味です。
L：見出し語のラテン語表記を表します。
G：見出し語のギリシャ語表記を表します。
複：複数形を表します。
例：見出し語または▶の前にある語の用例を表します。
[ ]：言い換えまたは略語を表します。

＝：同義語を表します。
≒：類義語を表します。
⇔：対義語を表します。
名 形 動 副：順に、名詞（句）、形容詞、動詞、副詞（句）を表します。
●：補足説明を表します。
慣：臨床の場で用いられる慣用表現を表します。

本書とCDの使い方

本書の利用法

本書は4つのChapterで構成されており、各Chapterは5つまたは6つのUnitで構成されています。見出し語は全部で640語あります。

❶ Dayカウンター

1日16語×40日のペースで学習を進めた場合の、通算の学習日を表示しています。1日の学習を終えたらチェックボックスにチェックを入れ、学習ペースの目安にしてください。
1日の学習語数を決めて計画的に学習を進めたい人は、このカウンターを活用しましょう。

❷ CDトラックマーク

該当のCDトラックを呼び出して、[英語▶日本語▶英語▶ポーズ]の順に収録されている「チャンツ」で見出し語の発音とその意味をチェックしましょう。

❸ 重要語と注意事項

見出し語番号の横に★印が付いたものは、必ず覚えてほしい重要語です。また、アクセントや発音に注意が必要なものには「❶発音注意」の表示が付いています。

❹ 見出し語

1ページに8語ずつ、発音記号と発音のカタカナ表記（Dr. Rei's Phonetic Symbols）とともに掲載されています。まず文字で見出し語とその意味、発音を確認してからCDを聞き、自分でも発音すると、効果的な学習ができます。

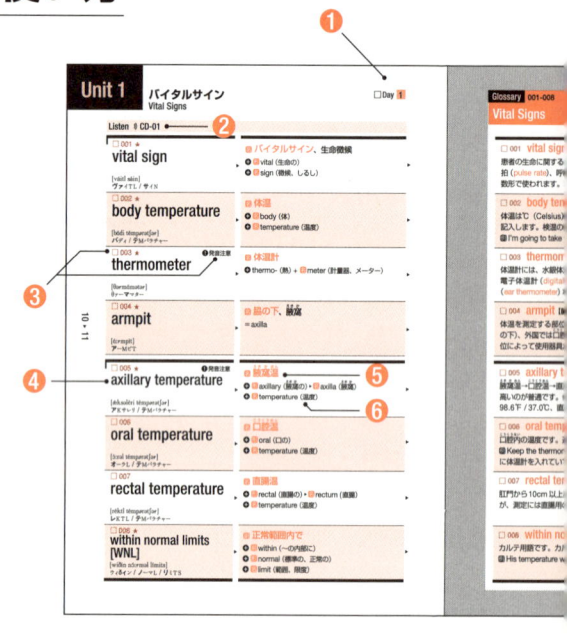

❺ 語義

見出し語の意味です。代表的な語義を色付きの太字にし、CDに収録しています。

❻ 派生語・関連語など

見出し語の複数形や同義語、類義語、対義語、見出し語に関する備考知識などが学べます。

❼ Glossary

左ページで学習した語についての、医学的知識を補足します。見出し語の性質に応じて文章や図で解説しています。

❽ 解説

左ページの見出し語について解説しています。見出し語が表す部位や疾患、医療行為、器具などがどういったものなのかを理解しましょう。

❾ 図

左ページの見出し語が示すものを、見出し語番号、語義とともに表した図です。8語すべてを図にしている場合と、4語だけを図にしている場合があります。

ⓘ 見出し語リスト

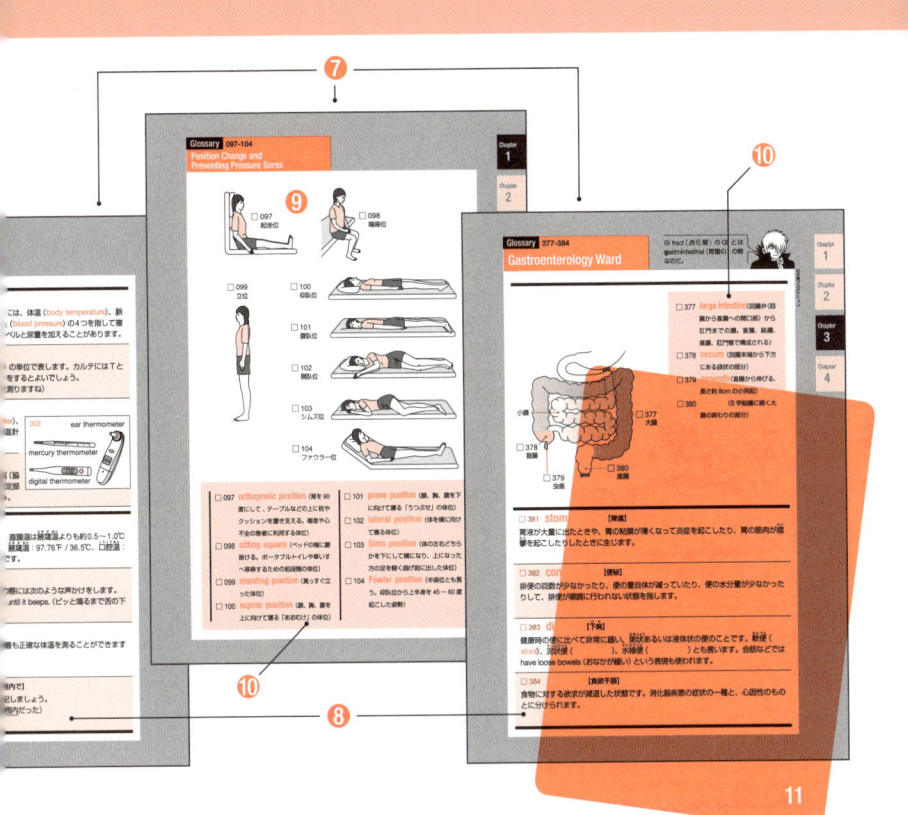

図に含まれる見出し語です。図だけでは分かりにくいものには説明が付いています。チェックシートをかぶせて見出し語を隠し、図と語義を見ながらそれを英語で言えるか確認しましょう。

ⓘ チェックシート

付属のチェックシートは復習に活用してください。語義や、Glossaryの見出し語および解説中の英語を隠して、医学用語について、英語から日本語、日本語から英語の変換ができるか確認しましょう。

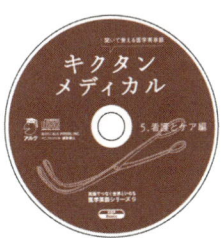

CD収録分数：約70分

該当するCDトラックを呼び出してチャンツを聞き、見出し語の発音と意味を一緒に覚えましょう。慣れてきたら、本を見ずにCDを聞き、ポーズ（音声の

CDの利用法

本書にはCDが1枚付いています。見出し語は全て［英語▶日本語▶英語▶ポーズ］の順にチャンツで収録されています。リズムに乗って楽しく学習しましょう。

空白時間）で英語を発音しましょう。毎日のちょっとした空き時間を利用して繰り返しCDを聞くことで、英語のリズムやリスニング力が身に付きます。

医学英単語の発音上の注意点

医学英単語は綴りが複雑なものが多い上に、ラテン語やギリシャ語に由来するものなどもあり、英単語を見ただけでは発音が分からない場合があります。辞書などには発音記号が付されていますが、これを正確に読みこなせる人はほとんどいないと言っても過言ではありません。また、英語の発音を単純にカタカナのみで表現しようとすると、本来入るべきではないところに母音が入ってしまい、不自然な発音になってしまいます。

皆さんは (1) collagen、(2) allergy、(3) protein、(4) stress を「コラーゲン」、「アレルギー」、「プロテイン」、「ストレス」のように読んでいませんか？ 私たち日本人は、つい単語の綴りをそのままローマ字読みしてしまう傾向があるのですが、それでは正しい発音は身に付きません。

このような問題を解決すべく、シリーズの監修者の髙橋玲氏によって、カタカナとアルファベットのハイブリッド構成による視覚的に分かりやすい発音表記法 Dr. Rei's Phonetic Symbols（次項参照）が考案されました。シンプルなルールでありながら、これを読むだけで英語らしい自然な発音ができます。上記の単語も、Dr. Rei's Phonetic Symbols で表記すると (1)「**カ**ラジャン」、(2)「**ア**ラージ」、(3)「Ｐ**ロ**ウティーン」、(4)「ＳＴ**レ**Ｓ」のようになり、これをそのまま声に出して読むと自然な発音になります。

自然な英語の発音ができれば、その単語をはっきり聞き取れるようになっていることにも気付くはずです。最後に、ラテン語由来の単語の語尾変化にも注意してください。例えば、vertebra（椎骨）の複数形は vertebrae ですが、語尾変化の -ae は「イー」と発音します。従って、vertebrae は「**ヴァ**ータＢリー」のような発音になります。

Dr. Rei's Phonetic Symbols について

本書では、英単語の発音を表すのに、一般的に用いられる発音記号のほか、髙橋玲氏による発音・アクセントの新しい表現手法を使用しています。これは、カタカナとアルファベットを用いて、なるべく簡単に、そして一目で直感的に発音が分かるよう表記を工夫したもので、以下のようなルールに基づいています。

基本的なルール
- ▶アクセントのある文字を大きく表示しています。
- ▶後ろに母音の付かない子音は、アルファベット表記にしています。
- ▶母音はすべて［アイウエオ］で示し、細かい発音の違いや強弱による音の変化は区別していません。

［例］diaphragm [dáiəfræm] ▶［**ダ**イアＦラＭ］

Dr. Rei's Phonetic Symbols では、アクセントの位置や発音の注意点を分かりやすく強調して表現しています。ただし、この表記法は英語の発音の全てを正確に表すものではありません。本来の発音記号の補助として、また、読み方の基本的なガイドとして使ってください。

【付属 CD について】
- ●弊社制作の音声 CD は、CD プレーヤーでの再生を保証する規格品です。
- ●パソコンでご使用になる場合、CD-ROM ドライブとの相性により、ディスクを再生できない場合がございます。ご了承ください。
- ●パソコンでタイトル・トラック情報を表示させたい場合は、iTunes をご利用ください。iTunes では、弊社が CD のタイトル・トラック情報を登録している Gracenote 社の CDDB（データベース）からインターネットを介してトラック情報を取得することができます。
- ● CD として正常に音声が再生できるディスクからパソコンや mp3 プレーヤー等への取り込み時にトラブルが生じた際は、まず、そのアプリケーション（ソフト）、プレーヤーの製作元へご相談ください。

Chapter 1

看護とケア①
Nursing Art

Unit 1 バイタルサイン
▶ [001-032]

Unit 2 一般症状
▶ [033-064]

Unit 3 食事・口腔ケア・排泄
▶ [065-096]

Unit 4 体位変換と褥瘡予防
▶ [097-128]

Unit 5 患者の安楽と尊厳
▶ [129-160]

Introduction

このチャプターでは、患者さんと向き合う仕事の核となる、看護医療とケアに関する語を学びます。どの病棟でも毎日のケアで使う表現ばかりです。自分がこれから何を行おうとしているのかを、患者さんにしっかり説明できるようになるために、ぜひ覚えましょう。

Unit 1 で扱うバイタルサインは、患者さんの身体の状態を把握する上で、大切な情報です。

Unit 2 では、患者さんが訴えるさまざまな症状を扱っています。

Unit 3 では、口腔ケアや排泄を扱います。人間の自然な生理現象である排泄にはさまざまな表現がありますが、ここではごく一般的な表現だけを取り上げています。

Unit 4 で扱う体位変換と褥瘡ケアに関する語は、自分で体位を変えることができない患者さんのケアには欠かせないものです。

Unit 5 では、環境整備、寝衣交換、死後のケアなど、患者さんの安楽と尊厳にまつわる表現を学びます。

Nursing Art

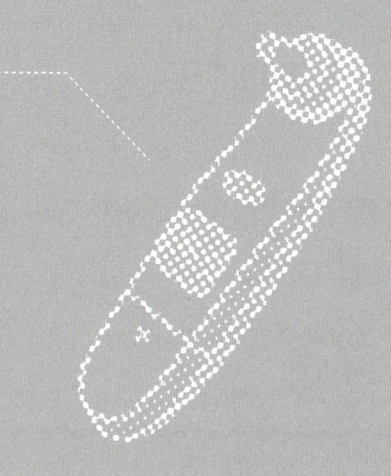

Unit 1

バイタルサイン
Vital Signs

□ Day 1

Listen 》CD-01

□ 001 ★
vital sign
[váitl sáin]
ヴァイTL / サイン

バイタルサイン、生命徴候
- 形 vital (生命の)
- 名 sign (徴候、しるし)

□ 002 ★
body temperature
[bádi témpərətʃər]
バディ / テMパラチャー

体温
- 名 body (体)
- 名 temperature (温度)

□ 003 ★　❶発音注意
thermometer
[θərmámətər]
θァーマMマター

体温計
- thermo- (熱) + 名 meter (計量器、メーター)

□ 004 ★
armpit
[á:rmpit]
アーMピT

脇の下、腋窩(えきか)
= axilla

□ 005 ★　❶発音注意
axillary temperature
[æksəlèri témpərətʃər]
アKサレリ / テMパラチャー

腋窩温(えきかおん)
- 形 axillary (腋窩の) ▶ axilla (腋窩)
- 名 temperature (温度)

□ 006
oral temperature
[ɔ́:rəl témpərətʃər]
オーラL / テMパラチャー

口腔温(こうくうおん)
- 形 oral (口の)
- 名 temperature (温度)

□ 007
rectal temperature
[réktl témpərətʃər]
レKTL / テMパラチャー

直腸温
- 形 rectal (直腸の) ▶ 名 rectum (直腸)
- 名 temperature (温度)

□ 008 ★
within normal limits [WNL]
[wiðín nɔ́:rməl límits]
ウィðィン / ノーマL / リミTS

正常範囲内で
- 前 within (～の内部に)
- 形 normal (標準の、正常の)
- 名 limit (範囲、限度)

Glossary 001-008
Vital Signs

□ 001 vital sign 【バイタルサイン】
患者の生命に関する最も基礎的な情報で、一般には、体温 (body temperature)、脈拍 (pulse rate)、呼吸 (respiration rate)、血圧 (blood pressure) の4つを指して複数形で使われます。なお、救急医療では意識レベルと尿量を加えることがあります。

□ 002 body temperature 【体温】
体温は℃ (Celsius) もしくは℉ (Fahrenheit) の単位で表します。カルテにはTと記入します。検温の際には、次のような声かけをするとよいでしょう。
例 I'm going to take your temperature.（体温を測りますね）

□ 003 thermometer 【体温計】
体温計には、水銀体温計 (mercury thermometer)、電子体温計 (digital thermometer)、耳式体温計 (ear thermometer) などの種類があります。

003 ear thermometer / mercury thermometer / digital thermometer

□ 004 armpit 【脇の下】
体温を測定する部位としては、日本では腋窩（脇の下）、外国では口腔や直腸が一般的です。測定部位によって使用器具が違うので注意しましょう。

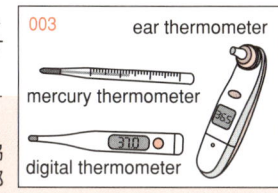

□ 005 axillary temperature 【腋窩温】
腋窩温→口腔温→直腸温の順に高くなります。直腸温は腋窩温よりも約0.5～1.0℃高いのが普通です。健康な成人の平均体温は、腋窩温：97.76℉ / 36.5℃、口腔温：98.6℉ / 37.0℃、直腸温：99.56℉ / 37.5℃ です。

□ 006 oral temperature 【口腔温】
口腔内の温度です。通例は舌下で検温し、その際には次のような声かけをします。
例 Keep the thermometer under your tongue until it beeps.（ピッと鳴るまで舌の下に体温計を入れていてください）

□ 007 rectal temperature 【直腸温】
肛門から10cm以上奥の直腸内の温度です。最も正確な体温を測ることができますが、測定には直腸用の体温計が必要です。

□ 008 within normal limits 【正常範囲内で】
カルテ用語です。カルテには、次のように表記しましょう。
例 His temperature was WNL.（体温は正常範囲内だった）

Unit 1

☐ Day 1

Listen)) CD-02

☐ 009 ★ ❶発音注意
palpation
[pælpéiʃən]
パLペイシャン

🟧 触診（法）
▸ 動 palpate（〜を触診する）

☐ 010 ★
pulse rate
[páls réit]
パLS / レイT

🟧 脈拍数
= heart rate
➕ 名 pulse（脈拍）

☐ 011 ★
pulse rhythm
[páls ríðm]
パLS / リðM

🟧 脈のリズム
➕ 名 pulse（脈拍）

☐ 012 ★ ❶発音注意
apex beat
[éipeks bíːt]
エイペKS / ビーT

🟧 心尖拍動（しんせんはくどう）
➕ 名 apex（尖）▸ 形 apical（先端の）
➕ 名 beat（脈拍）

☐ 013 ★ ❶発音注意
common carotid artery
[kámən kərátid áːrtəri]
カマン / カラティD / アータリ

🟧 総頸動脈（そうけいどうみゃく）
➕ 形 carotid（頸動脈の）は、G karoō（昏迷こんめい）が語源。carotid artery は、ここを押さえると失神・昏睡（こんすい）することに由来すると言われている。 ➕ 名 artery（動脈）

☐ 014 ★ ❶発音注意
brachial artery
[bréikiəl áːrtəri]
BレイキアL / アータリ

🟧 上腕動脈（じょうわんどうみゃく）
➕ 形 brachial（上腕の）▸ L brachium（腕）
➕ 名 artery（動脈）

☐ 015 ★ ❶発音注意
radial artery
[réidiəl áːrtəri]
レイディアL / アータリ

🟧 橈骨動脈（とうこつどうみゃく）
➕ 形 radial（橈骨の、橈側の）▸ radius（橈骨）
➕ 名 artery（動脈）

☐ 016
dorsal artery of foot
[dɔ́ːrsəl áːrtəri əv fút]
ドーサL / アータリ / アV / フT

🟧 足背動脈（そくはいどうみゃく）
➕ 形 dorsal（背側の、背面の）
➕ 名 artery（動脈）

Glossary 009-016
Vital Signs

> 脈拍の測定時、親指を使わないのは、自分の脈と患者の脈とを混同してしまうからだ。

☐ 009 **palpation** 【触診】
手を用いて、身体の臓器や塊(かたまり)を触知したり、心拍動や脈拍などを調べたりすることです。

☐ 010 **pulse rate** 【脈拍数】
脈を計る際には、1分当たりの脈の回数 (beats per minute [BPM]) のほかに、脈の強さ、規則性も確認する必要があります。

☐ 011 **pulse rhythm** 【脈のリズム】
間欠脈 (intermittent pulse) や不正脈 (irregular pulse) などを、脈拍を測りながら観察します。

☐ 012 **apical pulse** 【心尖拍動(しんせんはくどう)】
心臓の拍動に伴って左室心尖(さしつしんせん) (left ventricular apex) が胸壁に当たるため、容易に触診できる拍動のことです。これにより、心拍数を測定します。

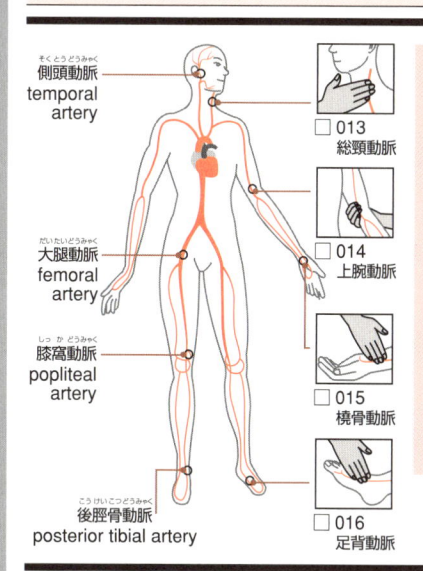

側頭動脈(そくとうどうみゃく) temporal artery
大腿動脈(だいたいどうみゃく) femoral artery
膝窩動脈(しっかどうみゃく) popliteal artery
後脛骨動脈(こうけいこつどうみゃく) posterior tibial artery

☐ 013 総頸動脈
☐ 014 上腕動脈
☐ 015 橈骨動脈
☐ 016 足背動脈

☐ 013 **common carotid artery** (頭部へ伸びる動脈の本幹)

☐ 014 **brachial artery** (脈拍測定のほか、血圧測定にも利用される)

☐ 015 **radial artery** (前腕前面の親指側を走行し、手のひらに至る動脈。脈拍測定に最も頻繁に利用される)

☐ 016 **dorsal artery of foot** (足の甲を通る動脈。下肢の閉塞性動脈疾患の患者ではこの拍動が弱く触知される)

Unit 1

☐ Day 2

Listen 》CD-03

017 ★ respiration rate
[rèspəréiʃən réit]
レSパレイシャン / レイT

名 呼吸数
= respiratory rate
➕ 名 respiration（呼吸）▶ 形 respiratory（呼吸の）

018 thoracic breathing ❶発音注意
[θɔːræsik bríːðiŋ]
θォーラシK / Bリーディン G

名 胸式呼吸
➕ 形 thoracic（胸の）▶ 名 thorax（胸、胸郭）

019 abdominal breathing
[æbdámənl bríːðiŋ]
アBダマNL / Bリーディン G

名 腹式呼吸、横隔膜呼吸
= diaphragmatic respiration
➕ 形 abdominal（腹の）

020 ★ stethoscope ❶発音注意
[stéθəskòup]
Sテθァ Sコウ P

名 聴診器
➕ stetho-（胸）+ -scope（診るための機器）

021 ★ auscultation
[ɔ̀ːskəltéiʃən]
オー Sカ Lテイシャン

名 聴診（法）
動 auscultate（〜を聴診する）

022 ★ deep breath
[diːp bréθ]
ディー P / Bレθ

名 深呼吸
➕ 形 deep（深い）
➕ 名 breath（呼吸）▶ 動 breathe（呼吸する）
▶ 動 inhale（息を吸う）⇔ 動 exhale（息を吐く）

023 ★ labored breathing
[léibərd bríːðiŋ]
レイバー D / Bリーディン G

名 努力呼吸
≒ forced respiration
➕ 形 labored（非常な努力を伴う）

024 ★ shallow breathing
[ʃǽlou bríːðiŋ]
シャロウ / Bリーディン G

名 浅い呼吸、浅呼吸
= hypopnea（減〈少〉呼吸）
➕ 形 shallow（浅い）

Glossary 017-024
Vital Signs

☐ 017 **respiration rate**【呼吸数】
胸郭の動きを数える際には、患者にさとられないように注意しましょう。こちらが数えていることを患者がさとった場合、呼吸を自発的に止めたり早めたりしがちになり、正しい測定ができなくなります。

☐ 018 **thoracic breathing**【胸式呼吸】
「肋骨呼吸」とも呼ばれ、腹式呼吸に比べて換気効率が悪く、胸式呼吸のみでは浅い呼吸となります。

☐ 019 **abdominal breathing**【腹式呼吸】
横隔膜（diaphragm）の上下運動によって行う呼吸です。健常成人は多くの場合、胸・腹式呼吸を行っています。

☐ 020 **stethoscope**【聴診器】
先端にはベル面（bell）と膜面（diaphragm）が付いています。ベル面は腹音のように低い音を、膜面は肺音のように高い音を聞くときに用いられます。

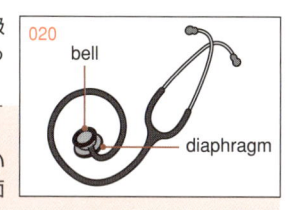

☐ 021 **auscultation**【聴診】
一般に、聴診器を用いて身体諸器官の立てる音を聴取し、診断する方法のことを指します。

☐ 022 **deep breath**【深呼吸】
意識的にゆっくり大きく呼吸をすることです。「深呼吸をする」という場合、動詞はtake を用います。
例 Take a deep breath.（深呼吸をしてください）

☐ 023 **labored breathing**【努力呼吸】
患者が必要量の酸素を吸入するのに、胸郭を大きく動かしながら努力して行う呼吸です。

☐ 024 **shallow breathing**【浅い呼吸】
呼吸数は変化せず、呼吸が浅くなっている状態を指します。1回の換気量が減少し、換気効率が低下します。

Unit 1

☐ Day 2

Listen))) CD-04

☐ 025 ★
blood pressure [BP]

[blʌ́d préʃər]
Bラド / Pレシャー

名 血圧
= piesis

☐ 026 ★ ❶発音注意
sphygmomanometer

[sfìgmoumənámətər]
スフィGモウマナマター

名 血圧計
= sphygmometer、hemodynamometer
➕ sphygmo-（脈拍）+ 名 manometer（圧力計）

☐ 027 ★
cuff

[kʌ́f]
カF

名 マンシェット、加圧帯
➕ 一般英語では「袖口」の意味。

☐ 028 ★ ❶発音注意
systolic pressure

[sistálik préʃər]
シSタリK / Pレシャー

名 収縮期血圧、最大血圧
= maximum blood pressure
➕ 形 systolic（心収縮期の）

☐ 029 ★ ❶発音注意
diastolic pressure

[dàiəstálik préʃər]
ダイアSタリK / Pレシャー

名 拡張期血圧、最小血圧
= minimum blood pressure
➕ 形 diastolic（拡張期の）

☐ 030 ★
cardiac output [CO]

[káːrdiæk áutpùt]
カーディアK / アウTプT

名 心拍出量
➕ 形 cardiac（心臓の）
➕ 名 output（排出量）

☐ 031 ★
hypertension [HTN]

[hàipərténʃən]
ハイパーテンシャン

名 高血圧症
= high blood pressure
➕ hyper-（高い）+ 名 tension（圧力、緊張）

☐ 032 ★
hypotension

[hàipouténʃən]
ハイポウテンシャン

名 低血圧症
= low blood pressure
➕ hypo-（低い）+ 名 tension（圧力、緊張）

Vital Signs

Glossary 025-032

> 病院で患者たんは、ろうちても緊張ちたりすゆかや、血圧値が上がっちゃうのよさ。

☐ 025 blood pressure 【血圧】
カルテにはBPと記入し、使用単位はmm Hgです。120/68 mm Hgは、one (hundred) twenty over sixty eight (millimeters of mercury) と読みます。

☐ 026 sphygmomanometer 【血圧計】
非観血的血圧測定計のことで、上腕に巻くマンシェット (cuff) [027] と加圧器 (ゴム球)、血圧表示部から成っています。

026-027
cuff
bulb

☐ 027 cuff 【マンシェット】
マンシェット (manchette) はフランス語で「袖、袖カバー」を表す言葉ですが、日本語の医療用名として定着しています。

☐ 028 systolic pressure 【収縮期血圧】
マンシェットに空気を送り込み、上腕動脈 (brachial artery) の血流を止め、徐々に圧力を弱めて、最初に血液が流れたときの圧力 (「ドン、ドン」と音が聞こえます) が、収縮期血圧 (最大血圧) です。

☐ 029 diastolic pressure 【拡張期血圧】
収縮期血圧の「ドン、ドン」という音が完全に消失したときの圧力値が、拡張期血圧 (最小血圧) です。

☐ 030 cardiac output 【心拍出量】
単位時間内に心臓から拍出される血液量のことで、血圧を決定する因子の1つです。もう1つの因子は血管抵抗 (vascular resistance) です。

☐ 031 hypertension 【高血圧症】
安静時の収縮期血圧が平均140mmHg以上であるか、安静時の拡張期血圧が平均90mmHg以上、あるいはその両方を満たす場合です。

☐ 032 hypotension 【低血圧症】
高血圧症 (hypertension) には世界保健機関 (WHO) 等による国際的な基準がありますが、低血圧症にはこのような基準は現在ありません。通常、収縮期血圧100〜110mmHg以下を低血圧と呼びます。

Unit 2　一般症状
Common Symptoms

☐ Day 3

Listen 》CD-05

☐ 033 ★
symptom
[símptəm]
シMPタM

名 症状
≒ sign（徴候）

☐ 034 ★
fever
[fíːvər]
フィーヴァー

名 発熱、高熱
= pyrexia、fervescence
➕ 形 feverish（熱のある）▶ = febrile

☐ 035 ★
bleeding
[blíːdiŋ]
Bリーディン G

名 出血
= hemorrhage

☐ 036 ★　　❗発音注意
edema
[idíːmə]
イディーマ

名 浮腫、水腫、むくみ
= swelling
英 oidēma

☐ 037 ★
lassitude
[lǽsətjùːd]
ラサテューD

名 倦怠感、疲労感
≒ fatigue、malaise
例 a slight feeling of lassitude（軽い倦怠感）

☐ 038 ★　　❗発音注意
dehydration
[dìːhaidréiʃən]
ディーハイDレイシャン

名 脱水
➕ de-（分離、脱、逆）+ 名 hydration（体内に水溶液を注入すること）

☐ 039 ★
complication
[kàmpləkéiʃən]
カMPラケイシャン

名 合併症
➕ 一般英語では「複雑化、複雑な状況」を表す。

☐ 040
indefinite complaint
[indéfənit kəmpléint]
インデファニT / カMPレインT

名 不定愁訴
➕ 形 indefinite（はっきりしない）
➕ 名 complaint（症状、訴え）

Glossary 033-040
Common Symptoms

□ 033 **symptom** 【症状】
症状には、患者自身によって訴えられる自覚症状（subjective symptoms）と、看護師などが観察して分かる他覚症状（objective symptoms）があります。

□ 034 **fever** 【発熱】
医療現場ではよく「熱発(ねつぱつ)」と言われます。何らかの原因で体温が平熱より上昇した状態です。治療には解熱剤（antipyretic）を用います。

□ 035 **bleeding** 【出血】
血管の破裂、または切断により血液が失われることです。

□ 036 **edema** 【浮腫(ふしゅ)】
間質液（細胞外液）が病的に増加した状態です。足首の少し上を30秒程度押して、へこみが残る場合はむくみがあると判断されます。

□ 037 **lassitude** 【倦怠感(けんたいかん)】
全身が気だるい状態を指します。しばしば感染その他の病気の初期徴候としてみられます。

□ 038 **dehydration** 【脱水】
体液が欠乏した状態です。症状としては、尿量減少、頻脈、発熱、口唇・口腔粘膜(こうくうねんまく)の乾燥、皮膚の弾力低下などが現れます。

□ 039 **complication** 【合併症】
ある病気が原因となって発症する別の病気です。

□ 040 **indefinite complaint** 【不定愁訴(ふていしゅうそ)】
明白な器質的疾患が見られないのに、患者がさまざまな自覚症状（subjective symptoms）を訴える状態をこのように呼びます。

Unit 2

☐ Day 3

Listen)) CD-06

041 ★ hallucination ❶発音注意
[həlù:sənéiʃən]
ハルーサネイシャン

名 幻覚、幻視
- **形** hallucinatory (幻覚の、幻覚を生じさせる)

042 ★ fatigue ❶発音注意
[fətí:g]
ファティーG

名 疲労
- = tiredness
- **例** chronic fatigue syndrome [CFS] (慢性疲労症候群)

043 ★ insomnia ❶発音注意
[insámniə]
インサMニア

名 不眠症
- = sleeplessness
- ➕ in- (不、無) + somn- (睡眠) + -ia (病的症状)

044 lower-back pain
[lóuər-bǽk péin]
ロウアー-バK / ペイン

名 腰痛
- = lumbago

045 ★ sore throat
[sɔ́:r θróut]
ソー / θロウT

名 喉の痛み
- ➕ **名** sore (びらん、傷、痛み) ▸ **例** cold sore (口辺ヘルペス)
- ➕ **名** throat (喉、咽頭)

046 ear ringing
[íər ríŋiŋ]
イアー / リンギンG

名 耳鳴り、耳鳴
- = buzzing in the ear、tinnitus

047 ★ vertigo
[vɔ́:rtigou]
ヴァーティゴウ

名 めまい
- ≒ dizziness
- ➕ vertigoははっきりしためまいを指し、dizzinessはめまいのような感覚一般を指す。

048 blurred vision ❶発音注意
[blə́:rd víʒən]
Bラ—D / ヴィジャン

名 かすみ目
- = misty vision (霧視)
- ➕ **形** blurred (ぼやけた、かすんだ)
- ➕ **名** vision (視覚、視力)

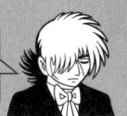

Glossary 041-048
Common Symptoms

かすみ目は、白内障や緑内障、糖尿病などの病気が原因で起こることもあるのだ。

☐ 041 hallucination【幻覚】
実際には物がないのに、その物が見えたり、音が聞こえないのにそれが聞こえるというような状態です。幻視 (visual hallucination)、幻聴 (auditory hallucination)、幻臭 (olfactory hallucination) などがあります。

☐ 042 fatigue【疲労】
病気以外の原因で作業能力が低下したり、疲れを感じる状態です。

☐ 043 insomnia【不眠症】
睡眠障害や睡眠不足を指します。また、睡眠時間の長短にかかわらず、覚醒時に睡眠不足感が強く、身体的、精神的、社会生活上から支障があると判断される状態をこう呼びます。

☐ 044 lower-back pain【腰痛】
背の中央および下部の痛みです。筋肉や骨の異常だけでなく、腎臓結石 (nephrolithiasis) や尿路感染症 (urinary tract infection) などでもこの症状がみられることがあります。

☐ 045 sore throat【喉の痛み】
扁桃、咽頭、喉頭などの粘膜に炎症が起きて、痛みがある状態です。

☐ 046 ear ringing【耳鳴り】
体内以外に音源がない状況で、外からの音が聞こえてくることです。「耳鳴りがする」は、しばしば次のように表現します。
例 My ear is ringing. / There's ringing in my ear.

☐ 047 vertigo【めまい】
自分自身または周囲の物が、回転したりぐるぐる動いたりしているような感覚です。めまいの種類は、臨床的には①回転性、②浮動性、③眼前暗黒感の3つに分けることができます。

☐ 048 blurred vision【かすみ目】
霧視、すなわち目がかすんで物が見えにくい症状のことです。

Unit 2

☐ Day 4

Listen)) CD-07

☐ 049
dry mouth
[drái máuθ]
Dラィ/マゥθ

名 口腔乾燥(こうくうかんそう)、口内乾燥
= xerostomia
➕ **形** dry(乾いた)

☐ 050 ★
thirst
[θə́:rst]
θァーST

名 口渇(こうかつ)、渇き
形 thirsty(喉の渇いた)

☐ 051 ★ ❶発音注意
hiccup
[híkʌp]
ヒカP

名 しゃっくり、吃逆(きつぎゃく)
= hiccough、singultus

☐ 052 ★
rash
[ræʃ]
ラシュ

名 発疹(ほっしん)、皮疹
= eruption
例 diaper rash(おむつかぶれ)

☐ 053 ★
itch
[ítʃ]
イチ

名 痒(かゆ)み **動** (体の部分が)痒(かゆ)い
= itching、pruritus
形 itchy(痒い)
例 bath itch(冷浴掻痒症(れいよくそうようしょう)、入浴などで痒(かゆ)みが出ること)

☐ 054 ★
tenderness
[téndərnis]
テンダーニS

名 圧痛
形 tender(圧痛のある、敏感な)

☐ 055 ★
headache
[hédèik]
ヘデイK

名 頭痛
= cephalalgia
➕ **名** head(頭)+ **名** ache(痛み)

☐ 056 ★ ❶発音注意
migraine
[máigrein]
マィGレィン

名 片頭痛、偏頭痛
= hemicrania
例 common migraine(普通片頭痛)

Glossary 049-056
Common Symptoms

□ 049 **dry mouth** 【口腔乾燥】
唾液の分泌が減少して生じる、口腔の乾燥のことです。

□ 050 **thirst** 【口渇】
多量に発汗したり、塩辛いものを食べたり、長く話したりしたときに起こる、喉が渇いた状態です。

□ 051 **hiccup** 【しゃっくり】
横隔膜の痙攣性の運動を指します。

□ 052 **rash** 【発疹】
皮膚発疹の一般用語です。「発疹ができる」という場合、しばしば次のように表現します。
例 I've got a rash all over my body.（体中に発疹ができている）

□ 053 **itch** 【痒み】
「〜が痒い」という場合、次の例のように形容詞の itchy がよく使われます。
例 My leg is really itchy.（脚がとても痒い）

□ 054 **tenderness** 【圧痛】
一般的には、「柔らかさ、敏感さ」を意味しますが、医療現場では「圧痛」という意味で使われます。手で身体の表面を圧迫することで生じる痛みです。

□ 055 **headache** 【頭痛】
痛む部位に ache (痛み) を付けて作られた複合語には、腹痛 (stomachache)、耳痛 (earache)、背部痛 (backache)、歯痛 (toothache) などもあります。

□ 056 **migraine** 【片頭痛】
周期的に起こり、片側の頭痛やめまいなどを伴います。

Unit 2

☐ Day 4

Listen)) CD-08

☐ 057 ★
pain
[péin]
ペイン

名 痛み、疼痛
- 「〜の痛み」は pain in one's 〜 となる。 ▸例 pain in my knees（両膝の痛み）

☐ 058
colic
[kálik]
カりK

名 疝痛
- 例 infantile colic（乳児疝痛）
- 激しい発作性の腹痛。乳児の疼痛痙攣も指す。

☐ 059 ★
dull pain
[dʌ́l péin]
ダL / ペイン

名 鈍痛
- 形 dull（鈍い）

☐ 060 ★
localized pain
[lóukəlàizd péin]
ロウカライZD / ペイン

名 局所的な痛み
- 形 localized（限局性の）

☐ 061 ★   ❶発音注意
intermittent pain
[ìntərmítnt péin]
インターミTンT / ペイン

名 間欠痛
- 形 intermittent（間欠的な）

☐ 062 ★
burning pain
[bə́:rniŋ péin]
バーニンG / ペイン

名 焼けるような痛み
- 形 burning（焼けるような、ヒリヒリする）

☐ 063 ★
pricking pain
[príkiŋ péin]
PリキンG / ペイン

名 刺すような痛み
- 形 pricking（刺すような、チクチクする）

☐ 064 ★
throbbing pain
[θrábiŋ péin]
θラビンG / ペイン

名 ズキズキする痛み、拍動痛
- 形 throbbing（強く拍動するような、ズキズキする）
- ▸動 名 throb（〈心臓が〉拍動する、拍動）

Glossary 057-064
Common Symptoms

痛みにちゅいて問診するときは、PQRST をちっかい確認するのよさ！

痛みに関する問診

患者が pain（痛み）[057] を訴えたときには、まず最初にどこが痛いのかを聞く必要があります。pain を使って、Where do you have pain?（どこに痛みがありますか）のように尋ねましょう。

さらに詳しい情報を聞き出すために、通常は PQRST、つまり、P = provoking and palliating factors（誘発・緩和の要因）、Q = quality（性状）、R = region and radiation（部位と広がり）、S = severity（深刻さ）、T = time（時［いつから、どれくらい続いたか］）について質問します。以下に例を挙げますので、繰り返し音読し、実際に使えるようにしておきましょう。

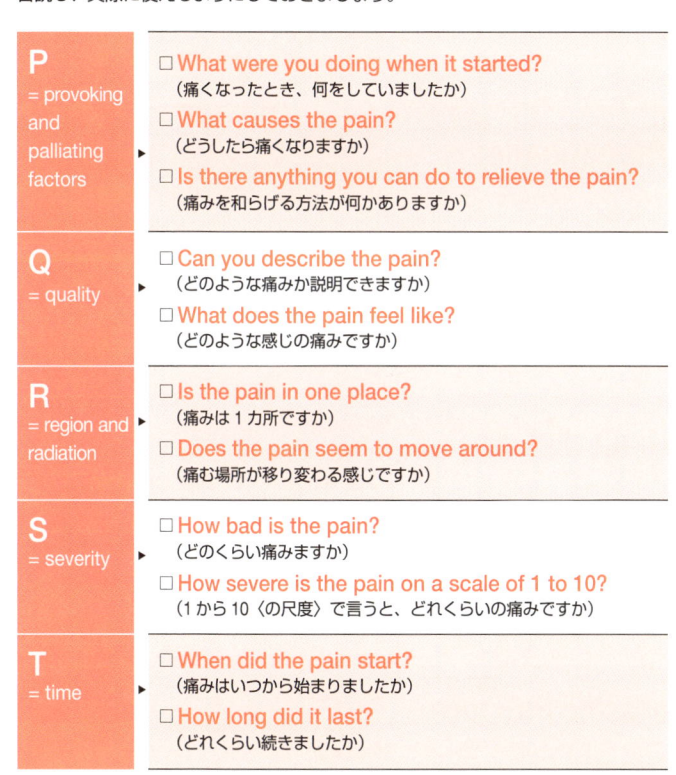

P = provoking and palliating factors	☐ What were you doing when it started? （痛くなったとき、何をしていましたか） ☐ What causes the pain? （どうしたら痛くなりますか） ☐ Is there anything you can do to relieve the pain? （痛みを和らげる方法が何かありますか）
Q = quality	☐ Can you describe the pain? （どのような痛みか説明できますか） ☐ What does the pain feel like? （どのような感じの痛みですか）
R = region and radiation	☐ Is the pain in one place? （痛みは1カ所ですか） ☐ Does the pain seem to move around? （痛む場所が移り変わる感じですか）
S = severity	☐ How bad is the pain? （どのくらい痛みますか） ☐ How severe is the pain on a scale of 1 to 10? （1から10〈の尺度〉で言うと、どれくらいの痛みですか）
T = time	☐ When did the pain start? （痛みはいつから始まりましたか） ☐ How long did it last? （どれくらい続きましたか）

Unit 3

食事・口腔ケア・排泄
Meals, Oral Care and Elimination

☐ Day 5

Listen)) CD-09

☐ 065 ★
meal assistance
[míːl əsístəns]
ミーL / アシSタンS

名 食事介助
- ⊕ 名 meal（食事）
- ⊕ 名 assistance（手伝い、補助）

☐ 066 ★
eating disorder
[íːtiŋ disɔ́ːrdər]
イーティンG / ディソーダー

名 摂食障害
- ⊕ 形 eating（摂食に関する）▶例 eating habits（食習慣）
- ⊕ 名 disorder（不調、障害）

☐ 067
general diet
[dʒénərəl dáiət]
ジェナラL / ダイアT

名 一般食
- ⊕ 形 general（一般的な）
- ⊕ 名 diet（摂食、〈治療のための〉規定食）

☐ 068 ★ ❶発音注意
therapeutic diet
[θèrəpjúːtik dáiət]
θェラピューティK / ダイアT

名 治療食
- ⊕ 形 therapeutic（治療の）
- ⊕ 名 diet（摂食、〈治療のための〉規定食）

☐ 069 ★
liquid diet
[líkwid dáiət]
リKウィD / ダイアT

名 流動食
- ⊕ 形 liquid（液状の、流動体の）
- ⊕ 名 diet（摂食、〈治療のための〉規定食）

☐ 070 ★
low-salt diet
[lóu-sɔ́ːlt dáiət]
ロウ-ソーLT / ダイアT

名 減塩食
- ⊕ 形 low-salt（減塩の）
- ⊕ 名 diet（摂食、〈治療のための〉規定食）

☐ 071 ★
tube feeding
[tjúːb fíːdiŋ]
テューB / フィーディンG

名 経管栄養
- ⊕ 名 tube（管、チューブ）
- ⊕ 名 feeding（給食）

☐ 072 ★ ❶発音注意
nasogastric [NG] tube
[nèizougǽstrik tjúːb]
ネイゾウギャSTリK / テューB

名 経鼻胃管
- ⊕ 形 nasogastric（経鼻胃の）▶naso-（鼻）+ 形 gastric（胃の）
- ⊕ 名 tube（管、チューブ）

Glossary 065-072

Meals, Oral Care and Elimination

☐ 065 **meal assistance**【食事介助】
食事を患者の口に運ぶなど、患者の食事を補助することです。患者の体位は可能な限り起坐位に近付け、誤嚥を防ぎましょう。

☐ 066 **eating disorder**【摂食障害】
「食べること」を、医療用語では「摂食」と言います。摂食障害は、食行動の異常を主症状とする障害のことです。

☐ 067 **general diet**【一般食】
何の制限もしていない、普通の食事のことです。

☐ 068 **therapeutic diet**【治療食】
一般食に対して、治療を目的とし、病態に合わせて蛋白質や脂肪を制限した内容の食事のことです。

☐ 069 **liquid diet**【流動食】
咀嚼が困難な患者や高齢者に供される、固形物がなく、噛まずに摂取できる流動状の食事です。

☐ 070 **low-salt diet**【減塩食】
高血圧や浮腫を伴う疾患の患者に供される、食塩の使用を制限した食事です。

☐ 071 **tube feeding**【経管栄養】
経口摂取が難しい患者に対し、体外から消化管内に通したチューブを用いて流動食を投与する処置です。

☐ 072 **nasogastric tube**【経鼻胃管】
胃に流動食などを注入したり、胃の内容物を吸引したりするために、鼻から胃に挿入する管です。誤挿入を防ぐために、空気を注入して聴診器で聞き、胃内にチューブの先があることを確認しながら行います。

Unit 3

☐Day 5

Listen)) CD-10

☐ 073 ★ ❶発音注意
oral hygiene

[ɔ́ːrəl háidʒiːn]
オーラL / ハイジーン

名 口腔衛生
- ➕ 形 oral (口の)
- ➕ 名 hygiene (衛生)

☐ 074 ★ ❶発音注意
tongue depressor

[tʌ́ŋ diprésər]
タンG / ディPレサー

名 舌圧子
- ➕ 名 tongue (舌)
- ➕ 名 depressor (押し下げるもの)

☐ 075 ★
denture

[déntʃər]
デンチャー

名 義歯
- = artificial dentition
- ➕ dent- は「歯」を表す。

☐ 076
bite block

[báit blák]
バイト / BラK

名 バイトブロック、咬合阻止器
- ➕ 名 bite (噛むこと、咬合)

☐ 077 ★ ❶発音注意
emesis basin

[éməsis béisn]
エマシS / ベイSン

名 膿盆、嘔吐用のトレー
- = kidney basin
- ➕ 名 emesis (嘔吐)
- ➕ 名 basin (たらい、トレー)

☐ 078
coated tongue

[kóutid tʌ́ŋ]
コウティD / タンG

名 舌苔
- ➕ 形 coated (上塗りをした)
- ➕ 名 tongue (舌)

☐ 079 ★
bad breath

[bǽd bréθ]
バD / BレΘ

名 口臭
- ➕ 形 bad (不快な、有害な、悪い)
- ➕ 名 breath (息)

☐ 080 ★ ❶発音注意
spout cup

[spáut kʌ́p]
SパウT / カP

名 吸い飲み
- = feeding cup
- ➕ 名 spout (注ぎ口)

Glossary 073-080
Meals, Oral Care and Elimination

口腔ケアは、唾液の分泌を促進し、口腔内の疾病や、誤嚥性肺炎を予防するのだ。侮るなかれ。

☐ 073 oral hygiene 【口腔衛生】
口腔とは口唇 (lips)、口蓋 (palate)、舌 (tongue)、歯肉 (gum)、歯 (teeth)、口腔粘膜 (oral mucosa) で区切られた空間です。

☐ 074 tongue depressor 【舌圧子】
口腔や咽頭部の検査をする際に、患者の舌を押し下げるための器具です。舌圧子を舌で押したり、噛んだりしてもらい、舌やあごの機能訓練をすることもできます。

☐ 075 denture 【義歯】
欠損した歯やその隣接組織の代わりに入れる人工的な歯のことですが、しばしば複数形で「総入れ歯」の意味で使われます。外したり戻したりするときは、上の歯から外し、上の歯から戻します。

☐ 076 bite block 【バイトブロック】
上下の歯の間に挟んで用いる、ゴムや合成樹脂でできた器具です。開口困難な患者や、挿管チューブがある場合に、咬合による損傷を防止するために使います。

☐ 077 emesis basin 【膿盆】
腎臓 (kidney)、あるいはソラマメの形をした曲線状の浅い容器です。

☐ 078 coated tongue 【舌苔】
舌の表面に、食べ物の残りや分泌物、細菌などが停滞して、白色の苔のようなものが付いた状態です。口腔ケアでは、歯に加え舌のケアも重要です。

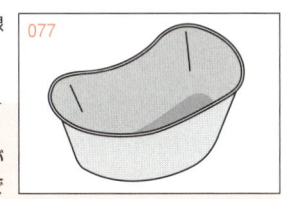

☐ 079 bad breath 【口臭】
口腔や呼気の不快なにおいです。適切な口腔ケアがなされないと、口臭が発生します。

☐ 080 spout cup 【吸い飲み】
日本のような形の吸い飲みは、外国ではなかなか見られません。外国では、赤ちゃんの離乳食に使うようなカップ型がよく使われます。

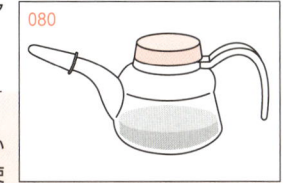

Unit 3

☐ Day 6

Listen)) CD-11

☐ 081 ★ elimination
[ilìmənéiʃən]
イリマ**ネ**イシャン

名 排泄（はいせつ）
= excretion
例 urinary elimination（尿排泄（にょうはいせつ））
動 eliminate（〜を排除する、除去する）

☐ 082 toilet support
[tɔ́ilit səpɔ́:rt]
トイリT / サ**ポ**ーT

名 排泄ケア
⊕ 名 support（援助、支え）

☐ 083 ★ urine　❶発音注意
[júərin]
ユアリン

名 尿
L urina

☐ 084 ★ incontinence
[inkántənəns]
イン**カ**ンタナンS

名 失禁（しっきん）
⊕ in-（不、無）+ 名 continence（禁制、自制）

☐ 085 ★ urinal　❶発音注意
[júərənl]
ユアラNL

名 しびん、蓄尿器
⊕ 名 urine（尿）

☐ 086 ★ urinary catheterization　❶発音注意
[júərənèri kæθitərizéiʃən]
ユアラネリ / キャθィタリ**ゼ**イシャン

名 導尿、尿路カテーテル法
⊕ 形 urinary（尿の、泌尿の）
⊕ 名 catheterization（カテーテル留置法）
⊕ 管を膀胱（ぼうこう）に入れて排尿を促す方法。

☐ 087 ★ Foley catheter　❶発音注意
[fóuli kǽθətər]
フォウリ / **キャ**θァター

名 尿道カテーテル、尿道留置カテーテル
⊕ Foley ▶ Frederic Eugene Basil Foley（アメリカの泌尿器科医。1891-1966）
⊕ 名 catheter（カテーテル）　例 フォーレ、バルーン

☐ 088 ★ commode
[kəmóud]
カ**モ**ゥD

名 移動式トイレ
⊕ フランス語で「便利な」という意味。
⊕ 日本でも病棟では「カモード」と呼ばれているが、患者にはなじみがない言葉なので使用の際には注意。

Glossary 081-088
Meals, Oral Care and Elimination

☐ 081 **elimination**【排泄】
体の中で生じた酸化分解物や組織の老廃物などの不用物質を、各種器官を通じて体外に排出することです。

☐ 082 **toilet support**【排泄ケア】
尿や便の排泄ケアは、患者のQOL(クオリティ・オブ・ライフ、生活の質)を尊重するという意味でとても重要です。患者が自分で排泄できないとき、看護診断では、「排泄セルフケア不足 (toileting self-care deficit)」という言葉が使われます。

☐ 083 **urine**【尿】
腎臓で血液から生成され、体外に排泄される液体です。

☐ 084 **incontinence**【失禁】
不随意に排尿や排便をしてしまうことです。失禁には、尿失禁 (urinary incontinence)、便失禁 (fecal incontinence) があります。

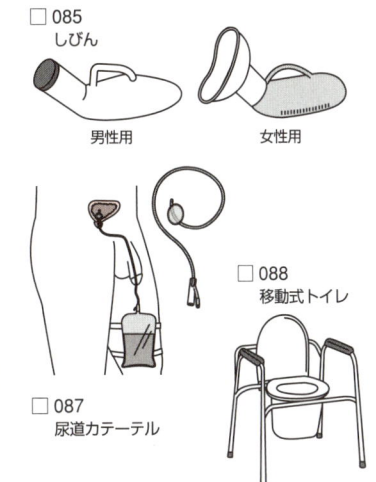

☐ 085 しびん
男性用　女性用

☐ 088 移動式トイレ

☐ 087 尿道カテーテル

☐ 085 **urinal**(しびんには、男性用〈male urinal〉と、女性用〈female urinal〉があるので、間違えないようにすること)

☐ 086 **urinary catheterization**(排尿が困難なとき、あるいは尿閉時に行う処置)

☐ 087 **Foley catheter**(尿の排出のために、膀胱に挿入して、一定期間留置できる管)

☐ 088 **commode**

Unit 3

☐ Day 6

Listen)) CD-12

☐ 089 ★ stool
[stúːl]
スト**ゥ**ーL

名 大便
= feces

☐ 090 ★ bowel movement
[báuəl múːvmənt]
バウアL / **ムー**VマンT

名 排便、腸運動
- **名** bowel（腸）
- **名** movement（動き）

☐ 091 ★ number two
[nÁmbər túː]
ナMバー / ト**ゥ**ー

名 うんち
- 小児用の慣用表現。「おしっこ」は number one。
- 例 do number two（うんちをする）、do number one（おしっこをする）

☐ 092 ★ bedpan
[bédpæn]
ベDパン

名 差し込み便器、おまる
- **名** pan（浅く平たい容器）

☐ 093 ★ laxative　❶発音注意
[læksətiv]
ラKサティ V

名 緩下薬、下剤
- **L** laxo（和らげる＝relax、loosen）が語源

☐ 094 ★ enema　❶発音注意
[énəmə]
エナマ

名 浣腸、注腸
- 例 barium enema（バリウム注腸）

☐ 095 ★ disimpaction　❶発音注意
[disimpǽkʃən]
ディシM**パ**Kシャン

名 摘便
- **名** dis-（分離、除去）＋ **名** impaction（埋伏、固着）

☐ 096 ★ fecal incontinence
[fíːkəl inkÁntənəns]
フィーカL / イン**カ**ンタナンS

名 便失禁
= bowel incontinence
- **形** fecal（便の）▸ feces（便）
- **名** incontinence（失禁）

Glossary 089-096
Meals, Oral Care and Elimination

小ちゃい子には、Did you do number 2?（うんち出た？）と聞いてみるのよさ。

☐ 089 **stool** 【大便】
排便によって腸から排出される物質です。排出時の形状だけでなく、色によっても健康状態を判断できます。

☐ 090 **bowel movement** 【排便】
英語では「排便」が「腸の動き（bowel movement）」と表現され、例えば次のように使われます。
例 Did you have a bowel movement today?（今日排便はありましたか）

☐ 091 **number two** 【うんち】
小児語で遠まわしに「排便」について尋ねるときに使います。

☐ 092 **bedpan** 【差し込み便器】
便器の使用に当たっては、プライバシーを保護できる環境を整える必要があります。

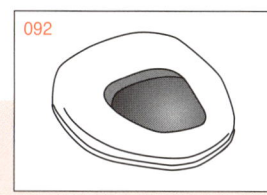

092

☐ 093 **laxative** 【緩下薬】
緩やかに作用して、排便を促す薬剤です。

☐ 094 **enema** 【浣腸】
検査・検疫目的で腸に物質を注入することです。浣腸には、グリセリン浣腸、高圧浣腸（石鹸浣腸）などがあります。グリセリン浣腸は、病棟では「グリカン」と呼ぶこともあります。

☐ 095 **disimpaction** 【摘便】
摘便は、便を指でかき出すため羞恥心を伴いがちですが、手際よく行うと、患者への負担はあまりないようです。

☐ 096 **fecal incontinence** 【便失禁】
排便の随意調整ができず、便が不随意あるいは無意識に排出される状態です。

Unit 4 体位変換と褥瘡予防
Position Change and Preventing Pressure Sores

□ Day 7

Listen 》CD-13

□ 097 ★ ❶発音注意
orthopneic position
[ɔ̀:rθəpní:ik pəzíʃən]
オーθァPニーイK / パジシャン

起坐位、起坐呼吸姿勢
- 形 orthopneic (起坐呼吸の) ▸ ortho- (真っすぐな、垂直な) + -pneic (呼吸の)
- 名 position (体位)

□ 098
sitting square
[sítiŋ skwéər]
シティンG / SKウェアー

端座位
- 形 sitting (座った状態の)
- 名 square (直角、安定、ひな型)

□ 099
standing position
[stǽndiŋ pəzíʃən]
SタンディンG / パジシャン

立位
- 形 standing (直立の、立っている)
- 名 position (体位)

□ 100 ❶発音注意
supine position
[su:páin pəzíʃən]
スーパイン / パジシャン

仰臥位
- = face-up position、dorsal position
- lie on one's back、lie face up (あおむけに寝る) などの言い方もある。

□ 101 ★
prone position
[próun pəzíʃən]
Pロウン / パジシャン

腹臥位
- = face-down position
- lie on one's stomach、lie face down (うつぶせに寝る) などの言い方もある。

□ 102 ★ ❶発音注意
lateral position
[lǽtərəl pəzíʃən]
ラタラL / パジシャン

側臥位
- = side-lying position
- lie on one's side (横に寝る) などの言い方もある。

□ 103
Sims position
[símz pəzíʃən]
シMZ / パジシャン

シムズ位
- Sims ▸ James Marion Sims (アメリカの婦人科医。1813-1883)
- 妊婦が楽に寝るための姿勢として知られている。

□ 104 ★
Fowler position
[fáulər pəzíʃən]
ファウラー / パジシャン

ファウラー位、半座位
- Fowler ▸ George Ryerson Fowler (アメリカの外科医。1848-1906)

Glossary 097-104
Position Change and Preventing Pressure Sores

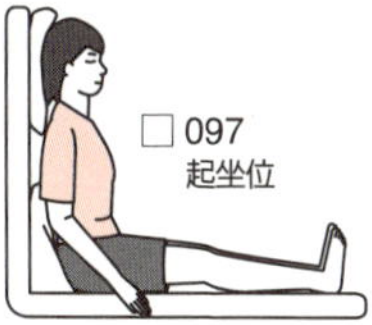

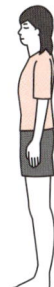

- ☐ 097 起坐位 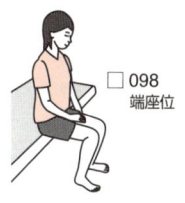
- ☐ 098 端座位
- ☐ 099 立位
- ☐ 100 仰臥位 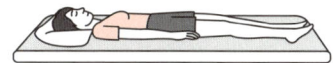
- ☐ 101 腹臥位 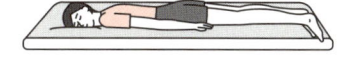
- ☐ 102 側臥位 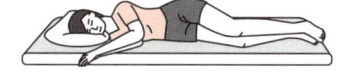
- ☐ 103 シムズ位 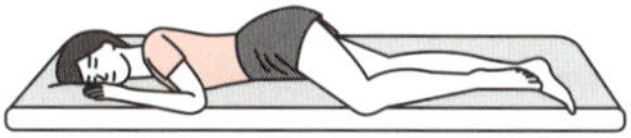
- ☐ 104 ファウラー位

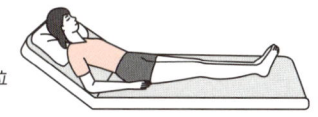

- ☐ 097 **orthopneic position**（背を90度にして、テーブルなどの上に枕やクッションを置き支える。喘息や心不全の患者に利用する体位）
- ☐ 098 **sitting square**（ベッドの端に腰掛ける。ポータブルトイレや車いすへ移乗するための前段階の体位）
- ☐ 099 **standing position**（真っすぐ立った体位）
- ☐ 100 **supine position**（顔、胸、腹を上に向けて寝る「あおむけ」の体位）
- ☐ 101 **prone position**（顔、胸、腹を下に向けて寝る「うつぶせ」の体位）
- ☐ 102 **lateral position**（体を横に向けて寝る体位）
- ☐ 103 **Sims position**（体の左右どちらかを下にして横になり、上になった方の足を軽く曲げ前に出した体位）
- ☐ 104 **Fowler position**（半座位とも言う。仰臥位から上半身を45〜60度起こした姿勢）

Unit 4

☐ Day 7

Listen 》CD-14

☐ 105 ★
position change
[pəzíʃən tʃéindʒ]
パジシャン / **チェ**ィンジ

名 体位変換
- ➕ 名 position (体位)
- ➕ 名 change (変更)

☐ 106
body mechanics
[bádi məkǽniks]
バディ / マ**キャ**ニKS

名 ボディーメカニックス、身体力学
- ➕ 名 mechanics (機能的構造、仕組み)

☐ 107 ★ ❶発音注意
comfort
[kʌ́mfərt]
カMフォーт

名 安楽
- ➕ 形 comfortable (快適な、心地よい)

☐ 108
range of motion [ROM]
[réindʒ əv móuʃən]
レィンジ / アV / **モ**ウシャン

名 関節可動域
- ➕ 名 range (範囲、領域)
- ➕ 名 motion (運動、動き)

☐ 109 ★ ❶発音注意
contracture
[kəntrǽktʃər]
カンT**ラ**Kチャー

名 拘縮
- 形 contractural (拘縮の)

☐ 110 ★
redness of the skin
[rédnis əv ðə skín]
レD=S / アV / ðᵣ / S**キ**ン

名 発赤
- = rubor
- ➕ 名 redness (赤色、赤み)

☐ 111 ★
blister
[blístər]
B**リ**Sター

名 水疱、疱疹
- 例 fever blister (熱性疱疹)

☐ 112 ★
bedridden patient
[bédridən péiʃənt]
ベDリダン / **ペ**ィシャンT

名 臥床患者
- = bed-bound patient
- ➕ 名 bedridden (寝たきりの)
- ➕ 名 patient (患者)

Glossary 105-112
Position Change and Preventing Pressure Sores

日常の運動によって、関節や筋肉の柔軟性や可動性が維持されるのだ。

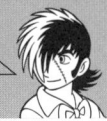

☐ 105 **position change**【体位変換】
ボディーメカニックス[106]を活用し、患者の身体全体を回転もしくは移動して全身の姿勢を変えることです。

☐ 106 **body mechanics**【ボディーメカニックス】
人間の正常な運動機能、神経系・骨格系・関節系・筋系の相互関係の総称です。

☐ 107 **comfort**【安楽】
単に痛みがない、苦しみがないということではなく、全人的なケアがなされている状態を指します。

☐ 108 **range of motion**【関節可動域】
各関節が運動を行う際の生理的な運動範囲です。

☐ 109 **contracture**【拘縮】
長期にわたる寝たきり生活などで関節が固まり、動かなくなることです。

☐ 110 **redness of the skin**【発赤】
炎症の四兆候(発赤、腫脹、発熱、疼痛)の1つです。骨突出部位に発赤が出たら、褥瘡が発症したと考えられます。

☐ 111 **blister**【水疱】
褥瘡が悪化する過程で生じます。褥瘡は、皮膚が赤くなる → 水疱ができる → びらん(erosion)ができる、という順に悪化します。

☐ 112 **bedridden patient**【臥床患者】
一日中ベッドで過ごし、自力での寝返りもできない状態の患者のことです。

Unit 4

□ Day 8

Listen 》CD-15

□ 113 ★ ❶発音注意
immobility
[ìmoubíləti]
イモウ**ビ**ラティ

名 非可動性、動けないこと
- im-（無、不）+ **名** mobility（可動性、移動性）

□ 114 ★
pressure sore
[préʃər sɔ́ːr]
P**レ**シャー / **ソ**ー

名 褥瘡（じょくそう）
= bed sore、decubitus

□ 115 ★
favorite site
[féivərit sáit]
フェイバリT / **サ**イT

名 好発部位
= frequent site
- **形** favorite（大好きな、得意とする）
- **名** site（場所、位置）

□ 116 ★ ❶発音注意
bony prominence
[bóuni prámənəns]
ボウニ / P**ラ**マナンS

名 骨の隆起部
- **形** bony（骨の）
- **名** prominence（突出、突起）

□ 117 ★ ❶発音注意
sacral bone
[séikrəl bóun]
セイKラL / **ボ**ウン

名 仙骨（せんこつ）
= sacrum
形 sacral（仙骨の）
L os sacrum

□ 118 ★
iliac bone
[íliæk bóun]
イリアK / **ボ**ウン

名 腸骨（ちょうこつ）
= ilium
形 iliac（腸骨の）
L os ilium

□ 119 ★ ❶発音注意
greater trochanter
[gréitər troukǽntər]
G**レ**イター / Tロウ**キャ**ンター

名 大転子
= trochanter major
- **名** trochanter（転子〈大腿骨に近い骨隆起の1つ〉）

□ 120 ★
heel bone
[híːl bóun]
ヒーL / **ボ**ウン

名 踵骨（しょうこつ）
= calcaneus、calcaneum
- **名** heel（かかと）
- 最も大きい足根骨。

Glossary 113-120
Position Change and Preventing Pressure Sores

☐ 113　immobility 【非可動性】
褥瘡［114］の発生原因の1つです。臥床患者（bedridden patient）には定期的に体位変換（position change）を行い、褥瘡の発生を防ぎましょう。

☐ 114　pressure sore 【褥瘡】
体重が集中する部位の骨と寝具に挟まれた組織が圧迫され、血の流れが悪くなり、皮膚やその下にある組織が死んでしまう外傷のことです。

☐ 115　favorite site 【好発部位】
褥瘡や病変などが発生しやすい体の部位のことです。

☐ 116　bony prominence 【骨の隆起部】
後頭部、肩、肘、膝など骨が隆起した部位が褥瘡の好発部位です。

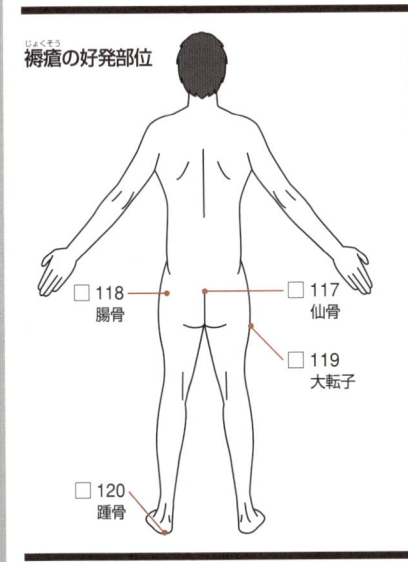

褥瘡の好発部位

- ☐ 118 腸骨
- ☐ 117 仙骨
- ☐ 119 大転子
- ☐ 120 踵骨

☐ 117　sacral bone（脊柱の一部で、骨盤の一部を成す幅広い、わずかに湾曲した骨）

☐ 118　iliac bone（寛骨〈腸骨、坐骨、恥骨〉の上部で、左右に張り出している部分）

☐ 119　greater trochanter（大腿骨幹に近い部位で、外側に突き出る大きな突起）

☐ 120　heel bone（かかとの骨。足根骨の中で最も大きく強固な骨）

Unit 4

□ Day 8

Listen))) CD-16

□ 121 ★ moisture
[mɔ́istʃər]
モイSチャー

名 湿り気
⇔ dryness (乾き、乾燥状態)

□ 122 ★ poor nutrition
[púər nju:tríʃən]
プアー / ニューTリシャン

名 低栄養
- 形 poor (貧弱な)
- 名 nutrition (栄養)

□ 123 ★ every two hours
[évri tú: áuərz]
エVリ / トゥー / アウアーZ

副 2時間ごとに
例 change positions every two hours (2時間ごとに体位変換をする)

□ 124 ★ prevent
[privént]
PリベンT

動 ～を予防する、防ぐ
名 prevention (予防)

□ 125 ★ pressure reduction device
[préʃər ridʌ́kʃən diváis]
Pレシャー / リダKシャン / ディヴァイS

名 減圧用具
- 名 pressure (圧力)
- 名 reduction (減少)
- 名 device (装置、用具)

□ 126 ★ disuse syndrome　❶発音注意
[disjú:s síndroum]
ディシューS / シンDロウM

名 廃用症候群
- 名 disuse (不使用、廃止)
- 名 syndrome (症候群)

□ 127 ★ early ambulation
[ɔ́:rli æmbjuléiʃən]
アーリ / アMビュレイシャン

名 早期離床
- 名 ambulation (歩行、移動)

□ 128 ★ transfer
[trǽnsfə:r]
TランSファー

名 移動　動 ～を移動させる、転院させる
例 patient transfer (患者移動)
- 動詞の場合の発音は [trænsfə́:r]。

Glossary 121-128
Position Change and Preventing Pressure Sores

> 臥床を続けていると、種々の合併症が出現し、起き上がることさえ困難になってしまうのだ。

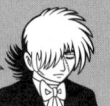

□ 121 **moisture** 【湿り気】
発汗や尿などで皮膚が湿っている状態が長く続くと、褥瘡ができやすくなります。

□ 122 **poor nutrition** 【低栄養】
貧血 (anemia)、浮腫 (edema) などとともに、褥瘡発生の内的因子の1つです。

□ 123 **every two hours** 【2時間ごとに】
2時間ごとの体位交換は褥瘡予防の基本です。左ページの英語表現とともに覚えておきましょう。

□ 124 **prevent** 【〜を予防する】
次の例で、prevent の用法を学びましょう。
例 It is important to learn how to prevent pressure sores. (褥瘡の予防法を学ぶことは大切です)

□ 125 **pressure reduction device** 【減圧用具】
褥瘡の原因となる特定部位への圧迫を軽減するための用具 (主に寝具) のことで、エアマットレス、ウォーターベッドなどがあります。

□ 126 **disuse syndrome** 【廃用症候群】
身体の全部あるいは一部を使用せずにいることによって、全身あるいは局所の機能的、形態的障害を生じる症状群です。

□ 127 **early ambulation** 【早期離床】
手術後などに、早いうちから座位や立位、歩行に取り組むことを指します。日常生活活動を可能にし、呼吸量の増加や喀痰喀出を促進するとともに、呼吸器合併症を防止します。

□ 128 **transfer** 【移動】
患者を動かすときは、できるだけ患者に近付き、動かしたい方向へ重心を移動させます。

Unit 5 患者の安楽と尊厳
Patient's Comfort and Dignity

☐ Day 9

Listen)) CD-17

☐ 129
patient's room
[péiʃənts rúːm]
ペイシャンTS / ルーM

名 病室
= patient's unit
⊕ 名 patient (患者)

☐ 130 ★ ❶発音注意
nurse call button
[nə́ːrs kɔ́ːl bʌ́tən]
ナーS / コーL / バタン

名 ナースコール
= call button
⊕ ベッドから看護師を呼ぶためのボタン装置。

☐ 131 ★
bedside rail
[bédsàid réil]
ベDサイD / レィL

名 サイドレール
= bed rail

☐ 132
overbed table
[óuvərbèd téibl]
オウバーベD / ティBL

名 オーバーテーブル
⊕ 形 overbed (ベッドを覆う)

☐ 133
bedside cabinet
[bédsàid kǽbənit]
ベDサイD / キャバニT

名 床頭台
= bedside stand
⊕ 病床の脇に置いて使う、引き出しや戸棚の付いた台。

☐ 134 ★
IV stand
[áiví: stǽnd]
アイヴィー / SタンD

名 点滴スタンド
= IV pole
⊕ 名 IV (静脈内注射、点滴静注) ▶ intravenous drip
[ìntrəvíːnəs dríp]

☐ 135 ★ ❶発音注意
oxygen outlet
[ɑ́ksidʒən áutlet]
アKシジャン / アウTレT

名 酸素アウトレット
⊕ 名 oxygen (酸素)
⊕ 名 outlet (排出口、取り出し口)

☐ 136 ★
suction outlet
[sʌ́kʃən áutlet]
サKシャン / アウTレT

名 吸引アウトレット
⊕ 名 suction (吸引)
⊕ 名 outlet (排出口、取り出し口)

Glossary 129-136
Patient's Comfort and Dignity

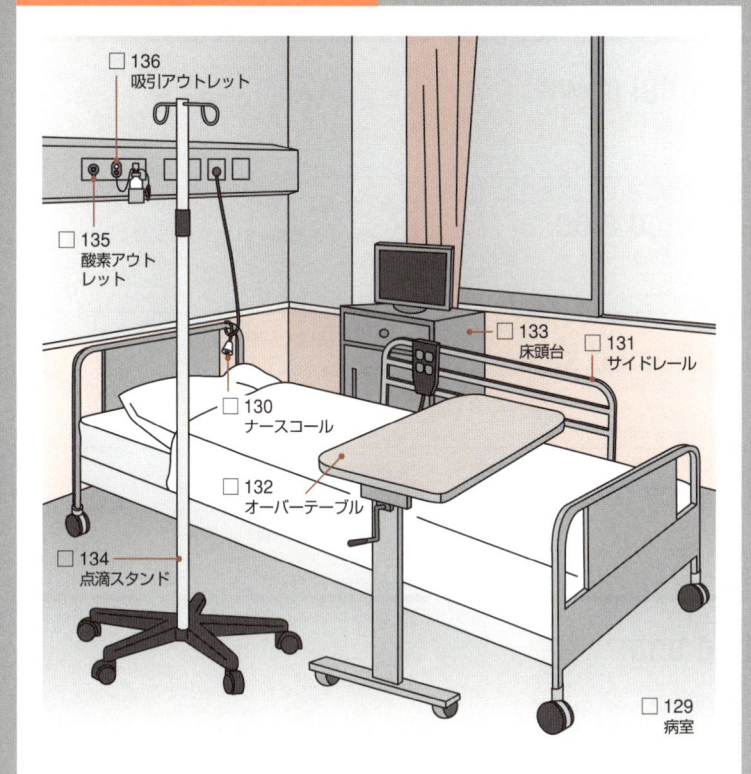

- 136 吸引アウトレット
- 135 酸素アウトレット
- 130 ナースコール
- 132 オーバーテーブル
- 134 点滴スタンド
- 133 床頭台
- 131 サイドレール
- 129 病室

- ☐ 129 **patient's room**（患者の居室）
- ☐ 130 **nurse call button**（患者の手の届く位置に設置する）
- ☐ 131 **bedside rail**（事故防止のため、サイドレールは上げておくこと）
- ☐ 132 **overbed table**（患者がベッド上で食事をしたり本を読んだりするためのテーブル）
- ☐ 133 **bedside cabinet**（患者の歯ブラシや箸など、日用品や手回り品を収納するキャビネット）
- ☐ 134 **IV stand**（点滴スタンドは点滴側に設置する）
- ☐ 135 **oxygen outlet**（酸素吸入器をつなぐための、緑色の差し込み口。ベッド上の酸素供給には、中央配管を用いる）
- ☐ 136 **suction outlet**（体腔から液体や気体を吸引する器械をつなぐための、黒色の差し込み口。吸引ボトルを取り付けて使用する）

Unit 5

☐ Day 9

Listen)) CD-18

☐ 137 ★ hospital gown
[háspitl gáun]
ハSピTL / ガウン

名 病衣
- ➕ 名 gown（ゆったりした部屋着）

☐ 138 ★ affected side
[əféktid sáid]
アフェKティD / サイD

名 患側、悪い（患っている）側
- ➕ 形 affected（影響を受けた、病気に侵された）

☐ 139 ★ unaffected side
[ʌ̀nəféktid sáid]
アナフェKティD / サイD

名 健側、良い（健康な）側
- ＝ good side
- ➕ 形 unaffected（変質していない）

☐ 140 ★ privacy protection
❶発音注意
[práivəsi prətékʃən]
Pライヴァシ / PラテKシャン

名 プライバシーの確保
- ➕ 名 privacy（他人の干渉がない状態、内密）
- ➕ 名 protection（保護）

☐ 141 ★ bed bath
[béd bǽθ]
ベD / バθ

名 清拭
- ＝ sponge bath
- 略 BB（ビービー）

☐ 142 foot bath
[fút bǽθ]
フT / バθ

名 足浴
- ➕ 名 foot（足）
- ➕ 名 bath（入浴）

☐ 143 ★ genital wash
[dʒénətl wáʃ]
ジェナTL / ワシュ

名 陰部洗浄
- ➕ 形 genital（生殖の、性器の）
- ➕ 「陰部、おしも」は、private parts とも表現する。

☐ 144 ★ blood circulation
[blʌ́d sə̀ːrkjuléiʃən]
BラD / サーキュレイシャン

名 血液循環
- ➕ 名 blood（血液）
- ➕ 名 circulation（循環）

Glossary 137-144
Patient's Comfort and Dignity

清拭は、顔から始めて足の方に向けて拭いていく。眼を拭くときは、目頭から目尻へ。

☐ 137 hospital gown 【病衣】
病衣というと、日本では、前開きのパジャマスタイルが多いですが、アメリカでは、後ろ開きのガウンを思い浮かべるようです。

☐ 138 affected side 【患側】
身体の、病巣や症状がある側のことです。寝衣の交換の際は、患側から着せるようにしましょう。

☐ 139 unaffected side 【健側】
身体の、患側と反対側の健常な部分のことです。寝衣の交換の際は、健側から脱がせるようにしましょう。

☐ 140 privacy protection 【プライバシーの確保】
寝衣交換や清拭をするときなどは、プライバシーの確保が大切です。

☐ 141 bed bath 【清拭】
臥床患者を対象にして行われる、タオルを用いてベッド上で身体を拭き、汚れを取ることです。皮膚への温熱効果、マッサージ効果があります。

☐ 142 foot bath 【足浴】
足部をお湯で温めたり、洗うことです。清潔、血液循環の改善、保温などに効果があります。手に対して行うものは手浴 (hand bath) と呼ばれます。

☐ 143 genital wash 【陰部洗浄】
清拭 (bed bath)、洗浄、座浴などの方法があります。

☐ 144 blood circulation 【血液循環】
清拭 (bed bath) や足浴 (foot bath) などは、血液循環の改善に効果があります。

Unit 5

☐ Day 10

Listen)) CD-19

☐ 145 ★ acceptance
[ækséptəns]
アKセPタンS

名 受容
- **動** accept (〜を受け入れる)

☐ 146 ★ empathy
[émpəθi]
エMパθィ

名 共感
- ≒ sympathy

☐ 147 ★ self-respect
[sélf-rispékt]
セLF-リSペKT

名 自尊心
- ➕ **名** respect (尊敬、尊重)

☐ 148 rapport ❶発音注意
[ræpɔ́ːr]
ラポー

名 信頼関係、ラポール
- ➕ もともとはフランス語。

☐ 149 active listening ❶発音注意
[ǽktiv lísniŋ]
アKティV / リSニンG

名 傾聴(けいちょう)
- = attentive listening
- ➕ **形** active (活動的な、積極的な)

☐ 150 ★ nonverbal communication
[nɑ̀nvə́ːrbəl kəmjùːnəkéiʃən]
ナンヴァーバL / カミューナケイシャン

名 非言語コミュニケーション
- ➕ **形** nonverbal (非言語の)

☐ 151 ★ client
[kláiənt]
KらイアンT

名 (医療の)対象者、利用者
- = patient

☐ 152 holistic medicine
[hòulístik médəsin]
ホウリSティK / メダシン

名 全人的医療
- ➕ **形** holistic (全人的な)
- ➕ **名** medicine (医療)

Glossary 145-152
Patient's Comfort and Dignity

☐ 145 acceptance 【受容】
患者との人間関係を成立し、発展するためにはコミュニケーションの技術が重要になります。受容と共感の態度を持って患者や家族と接することが大切です。

☐ 146 empathy 【共感】
看護ケアの基本的姿勢の1つです。患者の心に寄り添い理解することです。

☐ 147 self-respect 【自尊心】
患者との人間関係を確立するためには、患者の自尊心を大切にすることが重要です。

☐ 148 rapport 【信頼関係】
相手との間に築かれる一対一の好ましい人間関係を指す語で、次のように使います。
例 Please establish a good rapport with clients.（対象者との良好な信頼関係を築いてください）

☐ 149 active listening 【傾聴(けいちょう)】
患者の話を、言葉そのものに加え、精神状態についても注意してよく聞き、重要な事柄を察知することです。

☐ 150 nonverbal communication 【非言語コミュニケーション】
言葉によらないさまざまな非言語的手段を用いたコミュニケーションのことです。表情や視線をはじめ、ジェスチャーやスキンシップなども活用します。

☐ 151 client 【対象者】
医療の対象は、必ずしも病人ばかりではないので、患者（patient）の代わりに対象者（client）という言葉が使われる場面が増えてきました。

☐ 152 holistic medicine 【全人的医療】
人の健康について、社会的影響および経済的影響のみならず、心理的影響を含むすべての面から考えていこうとする医療アプローチです。代替医療を指すこともあります。

Unit 5

☐ Day 10

Listen)) CD-20

153
advance directive
[ædvǽns diréktiv]
アドヴァンS / ディレKティV

名 事前指示
- ≒ living will(生前遺言)
- ⊕ 形 advance(事前の)
- ⊕ 名 directive(指示、命令)

154 ★
DNR
[díːénáːr]
ディーエンアー

名 蘇生拒否
- = do not resuscitate [dúː nát risʌ́səteit]
- ⊕ 動 resuscitate(～を蘇生させる、生き返らせる)

155 ★　❶発音注意
cardiopulmonary arrest [CPA]
[kàːrdiəpálməneri ərést]
カーディアパLマネリ / アレST

名 心肺停止
- ⊕ 形 cardiopulmonary(心肺の)▶cardio-(心臓)+ 形 pulmonary(肺の)
- ⊕ 名 arrest(停止)

156 ★　❶発音注意
pupillary dilatation
[pjúːpiləri dìlətéiʃən]
ピューピラリ / ディラテイシャン

名 瞳孔散大
- = mydriasis(散瞳)
- ⊕ 形 pupillary(瞳孔の)
- ⊕ 名 dilatation(拡張)

157 ★　❶発音注意
cerebral death
[səríːbrəl déθ]
サリーBラL / デθ

名 脳死
- = brain death
- ⊕ 形 cerebral(大脳の、脳の)

158
postmortem procedure
[pòustmɔ́ːrtəm prəsíːdʒər]
ポウSTモータM / Pラシージャー

名 死後処置、エンゼルケア
- ⊕ 形 postmortem(死後の)
- ⊕ 名 procedure(処置)

159 ★
death certificate
[déθ sərtífikət]
デθ / サーティフィカT

名 死亡診断書
- ⊕ 名 death(死亡)
- ⊕ 名 certificate(証明書)

160 ★
malpractice
[mælpræktis]
マLPラKティS

名 医療過誤
- ⊕ mal-(悪い、不良)+ 名 practice(〈医師などの〉業務)

Glossary 153-160
Patient's Comfort and Dignity

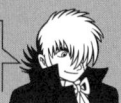

> 心肺停止時に行う「心肺蘇生」は cardiopulmonary resuscitation、略して CPR である。

☐ 153 advance directive 【事前指示】
末期の状態や、意識回復の見込みがない昏睡状態に陥ったり、認知機能が絶望的になったときのために、患者自身が、希望する処置や望まない医療行為などについて事前に指示を出しておくことです。

☐ 154 DNR 【蘇生拒否】
心肺停止状態になったときに、救命のための心肺蘇生術などの医療処置を受けないと意思表明することです。

☐ 155 cardiopulmonary arrest 【心肺停止】
死の代表的所見は、心拍動の停止、自発呼吸運動の停止、瞳孔の散大です。

☐ 156 pupillary dilatation 【瞳孔散大】
瞳孔が生理的な大きさよりも開いている(散大した)状態です。

☐ 157 cerebral death 【脳死】
脳幹を含む脳全体におよぶ全脳機能が、不可逆的消失を来した状態です。

☐ 158 postmortem procedure 【死後処置】
医師による死亡判定後に、看護師によって遺体に施される行為です。日本では「エンゼルケア」で通っています。

☐ 159 death certificate 【死亡診断書】
死亡事由などについての検案を記した書類で、診断書の1つです。

☐ 160 malpractice 【医療過誤】
医療に限らず、さまざまな業務が悪い方向に行われたこと、不正行為が行われたことを malpractice と言います。病院で使われた場合は、「医療過誤」を指します。

知っておきたい 医学英語トリビア❶

ここでは、Chapter 1で学習した医学英語にまつわる豆知識や知っておくとためになる情報を紹介します。

患者との会話で使える英語表現

　Chapter 1で学習した語や身近な動作を表す動詞を使った、患者さんとの会話表現を紹介します。英語と日本語訳に目を通した後、英語表現を何度も音読して覚えてしまいましょう。

❶ バイタルサイン測定（Taking Vital Signs）

- ☐ I'm going to take your temperature.（体温を測りますね）
- ☐ Please place this thermometer under your arm.（この体温計を脇の下に入れてください）
- ☐ I'm going to take your blood pressure.（血圧を測りますね）
- ☐ Please roll up your sleeve.（袖をまくってください）
- ☐ Please hold out your arm and relax.（腕を出して、リラックスしてください）
- ☐ I'm going to put this cuff on your arm.（マンシェットを腕に巻きますね）
- ☐ Your blood pressure is 130 over 85.（あなたの血圧は130の85です）
- ☐ I'm going to check your pulse.（脈拍を測りますね）
- ☐ I'm going to listen to your breathing.（〈聴診器で〉呼吸音を聞きますね）

❷ 口腔（こうくう）ケア（Oral Care）

- ☐ I'm going to help you brush your teeth.（歯磨きをお手伝いしますね）
- ☐ Please rinse your mouth out.（口をすすいでください）
- ☐ Please gargle and spit it out.（うがいをして吐き出してください）
- ☐ I'm going to clean your dentures.（入れ歯を洗いますね）

❸ 体位変換（Position Change）

- ☐ I'm going to change your position.（体の向きを変えますね）
- ☐ Can you lie on your back?（あおむけに寝られますか）
- ☐ Please lie on your stomach.（うつぶせに寝てください）
- ☐ Lying on your side is more relaxing.（横向きが楽ですよ）
- ☐ Please raise yourself on an elbow.（片肘を使って体を起こしてください）

❹ シーツ・着衣交換（Sheets and Clothes Change）

- ☐ I'm going to change your sheets now.（シーツの交換をしますね）
- ☐ Can you dress yourself?（ご自分で着替えができますか）
- ☐ I'm going to help you undress.（服を脱ぐのをお手伝いしますね）
- ☐ Would you prefer to wipe your private parts by yourself?
  （おしもはご自分でお拭きになりますか）
- ☐ Would you like help with the buttons?（ボタンを閉めるのをお手伝いしましょうか）

Chapter 2
看護とケア②
Nursing Art

Unit 1 看護診断
▶ [161-184]

Unit 2 無菌操作と酸素療法
▶ [185-208]

Unit 3 与薬
▶ [209-240]

Unit 4 検査
▶ [241-272]

Unit 5 病院の施設・職員
▶ [273-304]

Introduction

このチャプターでは、最近注目されている看護診断をはじめ、さまざまな看護医療技術とケアに関する語を学びます。また、病院のスタッフの名称も覚えましょう。

Unit 1 の看護診断は、電子カルテの普及と切り離すことができませんが、診断用語の中には日本語では分かりにくい表現もあるようです。元の英語を知ると、すんなり入ってくるかもしれませんね。

Unit 2 で扱う無菌操作や酸素療法は、基礎的な看護医療行為です。病棟で常に用いる技術ですし、患者さんへの説明のためにも、きちんと覚えておきましょう。

Unit 3 では、多様な形で行われる薬の投与に関する単語を取り上げます。

Unit 4 では、看護師が行う問診や、医師の指示によって行われる各種検査に関する語を学びます。

Unit 5 では、外来受付、処置室、会計などの病院施設と、病院で働くスタッフに関する語を学びます。

Nursing Art

Unit 1　看護診断
Nursing Diagnosis

☐ Day 11

Listen 》CD-21

□ 161 ★
nursing intervention
[nə́ːrsiŋ ìntərvénʃən]
ナーシンG / インターヴェンシャン

名 看護介入
- ➕ 名 nursing（看護）　➕ 名 intervention（介入）
- 例 nursing intervention classification [NIC]（看護介入分類）

□ 162 ★　❗発音注意
diagnosis
[dàiəgnóusis]
ダイアGノウシS

名 診断
- 動 diagnose（〜を診断する）

□ 163 ★
nursing record
[nə́ːrsiŋ rékərd]
ナーシンG / レカーD

名 看護記録
- ≒ medical record（医学記録、診療録）
- ➕ 形 nursing（看護の）
- ➕ 名 record（記録）

□ 164 ★
patient education
[péiʃənt èdʒukéiʃən]
ペイシャンT / エデュケイシャン

名 患者教育
- ➕ 名 patient（患者）
- ➕ 名 education（教育）

□ 165 ★
charting
[tʃɑ́ːrtiŋ]
チャーティンG

名 カルテ記入
- 名 chart（カルテ）

□ 166
self health management
[sélf hélθ mǽnidʒmənt]
セLF / ヘLθ / マニジマンT

名 自己健康管理
- ➕ 名 management（管理）
- 例 ineffective self health management（非効果的自己健康管理）

□ 167 ★
impaired swallowing
[impéərd swɑ́louiŋ]
イMペアーD / Sワロウインg

名 嚥下障害
- = dysphagia
- ➕ 形 impaired（障害のある、悪くなった）
- ➕ 名 swallowing（飲み込み）

□ 168 ★
fluid volume
[flúːid vɑ́ljuːm]
Fルーイd / ヴァリューM

名 体液量
- ➕ 名 fluid（液体）
- ➕ 名 volume（容量、量）

Glossary 161-168

Nursing Diagnosis

□ 161 nursing intervention 【看護介入】
介入 (intervention) とは、患者や病気の状態をよい方向に変えるための行為や援助のことです。看護介入とは、看護活動を通してそれを行うことを指します。

□ 162 diagnosis 【診断】
医者が行う診断は、患者を診察して病状や病名を判断することですが、看護診断は、看護師が看護アセスメントに基づき、患者にとって必要な看護を判断することです。

□ 163 nursing record 【看護記録】
看護師が行う看護活動を記録したものです。

□ 164 patient education 【患者教育】
患者自身が健康管理できるように教育、指導することです。

□ 165 charting 【カルテ記入】
看護記録 (患者および、看護活動に関する記録類) に記入することです。

□ 166 self health management 【自己健康管理】
健康になるために、患者自らが病気の治療計画を毎日の生活に取り込んで調整することです。それができない場合は、「非効果的自己健康管理 (ineffective self health management)」と診断されます。

□ 167 impaired swallowing 【嚥下障害】
口や喉、食道の障害に伴い、飲み込みができないことです。

□ 168 fluid volume 【体液量】
生体を構成している液体成分、すなわち体液の量です。看護診断では、体液量の過不足に注目します。

Unit 1

☐ Day 11

Listen))) CD-22

☐ 169 ★
gas exchange
[gǽs ikstʃéindʒ]
ギャS / イKSチェインジ

名 ガス交換
- ➕ 名 exchange (交換)
- 例 impaired gas exchange (ガス交換障害)

☐ 170 ★
physical mobility
[fízikəl moubíləti]
フィジカL / モウビラティ

名 身体可動性
- ➕ 形 physical (肉体の)
- ➕ 名 mobility (可動性、移動性)
- 例 impaired physical mobility (身体可動性障害)

☐ 171
surgical recovery
[sə́ːrdʒikəl rikʌ́vəri]
サージカL / リカヴァリ

名 術後回復
- ➕ 形 surgical (手術の)
- ➕ 名 recovery (回復)
- 例 delayed surgical recovery (術後回復遅延)

☐ 172
activity intolerance
[æktívəti intálərəns]
アKティヴァティ / インタラランS

名 活動耐性低下
- ➕ 名 activity (活動)
- ➕ 名 intolerance (耐えられないこと、不耐性)

☐ 173
breathing pattern
[bríːðiŋ pǽtərn]
Bリーðィンg / パターン

名 呼吸パターン
- ➕ 名 breathing (呼吸)
- 例 ineffective breathing pattern (非効果的呼吸パターン)

☐ 174 ★ ❶発音注意
tissue perfusion
[tíʃuː pərfjúːʒən]
ティシュー / パーフュージャン

名 組織循環
- ➕ 名 tissue (組織)
- ➕ 名 perfusion (灌流)
- 例 ineffective tissue perfusion (非効果的組織循環)

☐ 175 ★ ❶発音注意
self-care deficit
[sélf-kɛ́ər défəsit]
セLF-ケアー / デファシT

名 セルフケア不足
- ➕ 名 deficit (欠損、不足)

☐ 176 ❶発音注意
unilateral neglect
[jùːnilǽtərəl niglékt]
ユーニラタラL / ニgレKT

名 片側無視
- ➕ 形 unilateral (片側のみの、片側の)
- ➕ 名 neglect (無視、軽視)

Glossary 169-176
Nursing Diagnosis

看護診断には電子カユテ化が欠かせないけろ、言葉がむじゅかちー。

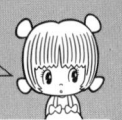

□ 169 **gas exchange**【ガス交換】

肺胞と血管の間のガス(酸素および二酸化炭素)の通過を指す語です。肺胞や毛細血管膜に、酸素や炭酸ガスの排出が過剰にみられる状態、あるいは不足している状態は、「ガス交換障害(impaired gas exchange)」と呼ばれます。

□ 170 **physical mobility**【身体可動性】

身体や手足が自立し、目的にかなった身体運動ができることです。それが制限されている状態を、診断用語では「身体可動性障害(impaired physical mobility)」と呼びます。

□ 171 **surgical recovery**【術後回復】

手術後にセルフケアを開始することです。それが遅れ、日数がかかることは「術後回復遅延(delayed surgical recovery)」と呼ばれます。

□ 172 **activity intolerance**【活動耐性低下】

日常活動を行ったり、それに耐えるだけの生理的・心理的エネルギーが不足している状態です。

□ 173 **breathing pattern**【呼吸パターン】

呼吸数や呼吸の様子(落ち着いた呼吸か、過呼吸・頻呼吸か、など)を指す語です。吸気や呼気による換気が適切でない場合は、「非効果的呼吸パターン(ineffective breathing pattern)」と診断されます。

□ 174 **tissue perfusion**【組織循環】

臓器や末梢組織への血液供給のことです。それが減少している場合は、「非効果的組織循環(ineffective tissue perfusion)」と診断されます。

□ 175 **self-care deficit**【セルフケア不足】

患者自身が行うさまざまな行動の障害です。

□ 176 **unilateral neglect**【片側無視】

身体の片側に対する認識と注意の欠如を表します。

Unit 1

☐ Day 12

Listen)) CD-23

177 ★ ❶発音注意
deficient knowledge

[difíʃənt nálidʒ]
ディ**フィ**シャンT / **ナ**リジ

🔸 知識不足
- 形 deficient (不足した、不十分な)
- 名 knowledge (知識)

178
disturbed body image

[distə́ːrbd bádi ímidʒ]
ディS**タ**ーBD / **バ**ディ / **イ**ミジ

🔸 ボディーイメージ混乱
- 形 disturbed (乱れた、動揺した)

179 ❶発音注意
family processes

[fǽməli prásesiːz]
ファマリ / P**ラ**セシーZ

🔸 家族機能
- 名 process (過程、作業)
- 例 interrupted family processes (家族機能破綻)

180 ★
PTSD

[píːtíːésdíː]
ピー**ティ**ーエSディー

🔸 心的外傷後ストレス障害
= post-traumatic stress disorder [póust-trəmǽtik strés disɔ́ːrdər]
≒ trauma (精神的外傷、身体的外傷)

181
risk for injury

[rísk fər índʒəri]
リSK / ファー / **イ**ンジャリ

🔸 身体損傷リスク
- 名 risk (危険、リスク)
- 名 injury (けが、損傷)

182
risk for falls

[rísk fər fɔ́ːlz]
リSK / ファー / **フォ**ーLZ

🔸 転倒リスク状態
- 名 risk (危険、リスク)
- 名 fall (転倒)

183 ★ ❶発音注意
hyperthermia

[hàipəθə́ːrmiə]
ハイパθ**ァ**ーミア

🔸 高体温、高熱、過温症
⇔ hypothermia (低体温)
- hyper- (高い) + therm- (熱) + -ia (〈異常な〉状態)

184 ★
acute pain

[əkjúːt péin]
ア**キュ**ーT / **ペ**イン

🔸 急性疼痛(きゅうせいとうつう)
- 形 acute (急性の)
- 名 pain (痛み)

Glossary 177-184
Nursing Diagnosis

□ 177 deficient knowledge 【知識不足】
自分の健康問題に対する認知的情報の欠如、または不足を表します。

□ 178 disturbed body image 【ボディーイメージ混乱】
心の中で描いている自分の身体像が、現実の身体に合わなかったり、それを受容できなかったりすることです。

□ 179 family processes 【家族機能】
患者の家族の構成員が、それぞれの役割を果たすことです。その機能が、死や災害、入院などで変調してしまうことを「家族機能破綻 (interrupted family processes)」と呼びます。

□ 180 PTSD 【心的外傷後ストレス障害】
思いもよらない突然のショック (災害、犯罪、事件、性的暴行、虐待など) の被害を経験することによって生じる精神的障害です。

□ 181 risk for injury 【身体損傷リスク】
身体を損傷する危険性があることです。

□ 182 risk for falls 【転倒リスク状態】
身体に危害を加える可能性のある転倒を起こしやすい状態です。

□ 183 hyperthermia 【高体温】
正常範囲より高く上昇した体温です。治療に誘発された高熱 (過温症) を指すこともあります。

□ 184 acute pain 【急性疼痛】
組織損傷などで突然生じる、激しいけれど終わりが予測できる痛みです。

Unit 2   無菌操作と酸素療法
Aseptic Technique and Oxygen Therapy

☐ Day 12

Listen))) CD-24

☐ 185 ★   ❶発音注意
aseptic technique
[əséptik tekní:k]
ア**セ**Pティk / テk**ニ**ーK

名 無菌操作
- ➕ 形 aseptic（無菌の、無菌処置の）
- ➕ 名 technique（手技、操作）

☐ 186 ★   ❶発音注意
sterilized glove
[stérəlàizd glʌ́v]
S**テ**ララィZD / G**ラ**V

名 滅菌手袋
- ➕ 形 sterilized（滅菌した）

☐ 187
gown technique
[gáun tekní:k]
ガゥン / テk**ニ**ーK

名 ガウンテクニック
- ➕ 名 gown（上衣、ガウン、室内着）

☐ 188 ★   ❶発音注意
contamination
[kəntæmənéiʃən]
カンタマ**ネ**ィシャン

名 汚染、汚濁
- 形 contaminative、contaminated（汚染された）
- 動 contaminate（～を汚染する）

☐ 189 ★
disinfection
[dìsinfékʃən]
ディSィン**フェ**Kシャン

名 消毒、殺菌
- ➕ dis-（否定、無）＋ 名 infection（感染、汚染）
- 例 concurrent disinfection（即時消毒）

☐ 190
droplet infection
[dráplit infékʃən]
D**ラ**Pリт / ィン**フェ**Kシャン

名 飛沫感染
- ➕ 名 droplet（小滴、飛沫）
- ➕ 名 infection（感染、汚染）

☐ 191 ★
infection route
[infékʃən rú:t]
ィン**フェ**Kシャン / **ル**ーT

名 感染経路
- ＝ route of infection
- ➕ 名 infection（感染、汚染）
- ➕ 名 route（道筋、経路）

☐ 192 ★   ❶発音注意
nosocomial infection
[nɑ̀səkóumiəl infékʃən]
ナサ**コ**ウミアL / ィン**フェ**Kシャン

名 院内感染
- ＝ hospital infection
- ➕ 形 nosocomial（院内の、院内で起こる）
- ➕ 名 infection（感染、汚染）

Glossary 185-192
Aseptic Technique and Oxygen Therapy

きちんとちた無菌操作は、患者たんらけじゃなくて看護師たん自身も守ゆことになゆのよさ。

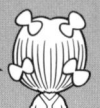

□ 185 **aseptic technique** 【無菌操作】
治療に使用される物品や、それを適用する部位、操作を行う手（または鉗子類）が、滅菌状態を保ちながら行われる操作です。

□ 186 **sterilized glove** 【滅菌手袋】
手袋には、使い捨て手袋のほかに、滅菌手袋があります。滅菌手袋の装着時には、滅菌部分を汚染しないように注意します。

□ 187 **gown technique** 【ガウンテクニック】
感染症の感染を、予防衣（ガウン）の着用によって防ぐことです。予防衣を脱ぐときは、汚染された外側を内側に巻き込むようにして脱ぎます。

□ 188 **contamination** 【汚染】
伝染性の病原体が体表や衣服などに付くことです。

□ 189 **disinfection** 【消毒】
病原性微生物を科学的・物理的方法で殺滅することです。

□ 190 **droplet infection** 【飛沫感染】
肺や気道の病巣から、病原体が咳や痰とともに飛沫となって飛び散り、感染することです。結核やインフルエンザは飛沫感染します。

□ 191 **infection route** 【感染経路】
病原体が伝染していく道筋です。

□ 192 **nosocomial infection** 【院内感染】
病院内で、病原微生物との接触によって感染、発症する感染症のことです。例としては、MRSA（メチシリン耐性黄色ブドウ球菌）による感染が挙げられます。

Unit 2

☐ Day 13

Listen)) CD-25

193 ★ saturation
[sæ̀tʃəréiʃən]
サチャ**レ**イシャン

名 (酸素) 飽和度
- 動 saturate (〜を飽和させる)

194 ★ pulse oximeter　❶発音注意
[pʌ́ls ɑksímitər]
パLS / ア**K**シミター

名 パルスオキシメーター
- ➕ 名 pulse (脈拍)
- ➕ 名 oximeter (酸素濃度計)
- ➕ 名 pulse oximetry (パルスオキシメトリー)

195 ★ oxygen mask
[ɑ́ksidʒən mæsk]
アKシジャン / **マ**SK

名 酸素マスク
- ➕ 名 oxygen (酸素)

196 ★ oxygen flow meter　❶発音注意
[ɑ́ksidʒən flóu mí:tər]
アKシジャン / F**ロ**ウ / **ミ**ーター

名 酸素流量計
- ➕ 名 oxygen (酸素)
- ➕ 名 flow (流れ、流動)
- ➕ 名 meter (計量器)

197 ★ nasal cannula　❶発音注意
[néizəl kǽnjulə]
ネイザL / **キャ**ニュラ

名 鼻カニューレ
- ➕ 形 nasal (鼻の) ▸ = rhinal
- ➕ 名 cannula (カニューレ、套管)

198 ★ tracheostomy tube　❶発音注意
[trèikiɑ́stəmi tjú:b]
T**レ**イキ**オ**Sタミ / **テュ**ーB

名 気管カニューレ、気管切開チューブ
= tracheal cannula
- ➕ 名 tracheostomy (気管切開術) ▸ tracheo- (気管) + -stomy (人工的・外科的開口部)

199 ★ reservoir mask
[rézərvwà:r mæsk]
レザーV**ワ**ー / **マ**SK

名 リザーバーマスク
- ➕ reservoir (貯蔵、蓄え) ▸ 動 reserve (〜を取っておく)

200 ★ ventilator　❶発音注意
[véntəlèitər]
ベンタレイター

名 人工呼吸器
= respirator
- 動 ventilate (〜に風を送る)

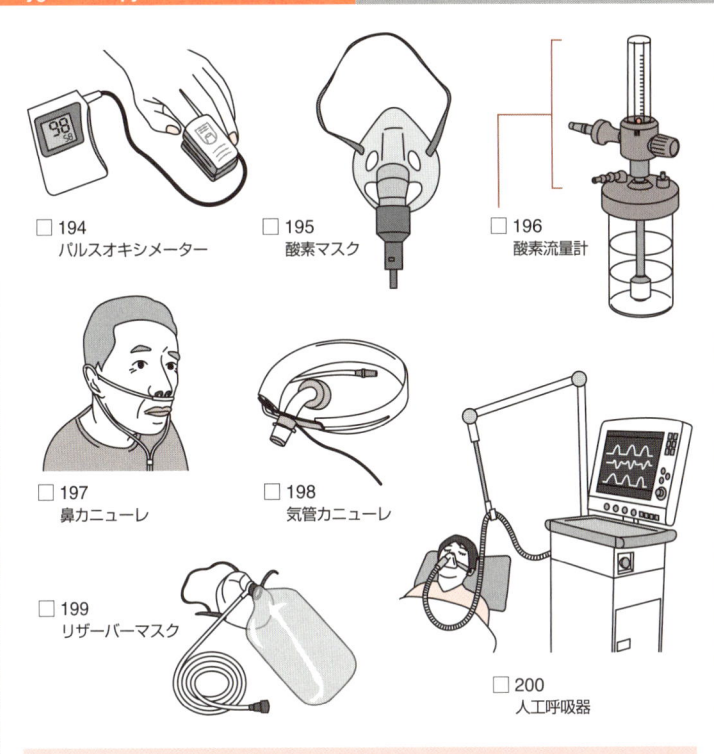

Glossary 193-200
Aseptic Technique and Oxygen Therapy

- [ ] 194 パルスオキシメーター
- [ ] 195 酸素マスク
- [ ] 196 酸素流量計
- [ ] 197 鼻カニューレ
- [ ] 198 気管カニューレ
- [ ] 199 リザーバーマスク
- [ ] 200 人工呼吸器

- [ ] 193 **saturation**（血液中のヘモグロビンの何%が酸素と結合しているかを表したもの。正常値は90％以上）
- [ ] 194 **pulse oximeter**（センサーで指先を挟み、指に光を当てて透過した光の量を測定することにより、動脈血酸素飽和度を算出する）
- [ ] 195 **oxygen mask**（マスクは顔に密着させないと効果がないので注意）
- [ ] 196 **oxygen flow meter**（酸素療法では、酸素流量計に加湿ボトルを取り付けて使う）
- [ ] 197 **nasal cannula**（鼻腔から酸素を供給する器具）
- [ ] 198 **tracheostomy tube**（気管切開術を行った際に、気管切開部に留置するチューブ）
- [ ] 199 **reservoir mask**（空気をためる袋が付いた酸素マスク。より濃縮された酸素を送ることができる）
- [ ] 200 **ventilator**（呼吸を人工的に行わせ、肺換気を行う装置）

Unit 2

☐ Day 13

Listen)) CD-26

☐ 201 ★ suction
[sʌ́kʃən]
サKシャン

名 吸引 | **動** ～を吸引して取り除く
≒ endotracheal suction（気管内吸引）

☐ 202 ★ aspirator ❶発音注意
[ǽspərèitər]
アSパレイター

名 吸引器
動 aspirate（～を吸い込む）

☐ 203 airway clearance
[ɛ́ərwèi klíərəns]
エアーウェイ / Kリアランs

名 気道浄化
⊕ **名** airway（気道）
⊕ **名** clearance（浄化値、浄化力）
例 ineffective airway clearance（非効果的気道浄化）

☐ 204 airway secretion ❶発音注意
[ɛ́ərwèi sikríːʃən]
エアーウェイ / シKリーシャン

名 気道分泌物
⊕ **名** airway（気道）
⊕ **名** secretion（分泌物）

☐ 205 ★ oral mucosa
[ɔ́ːrəl mjukóusə]
オーラL / ミュコウサ

名 口腔粘膜
⊕ **形** oral（口の）
⊕ **名** mucosa（粘膜）

☐ 206 ★ saliva ❶発音注意
[səláivə]
サライヴァ

名 唾液
形 salivary（唾液の）▶ **例** salivary gland（唾液腺）

☐ 207 ★ aspiration
[æ̀spəréiʃən]
アSパレイシャン

名 誤嚥、吸引
動 aspirate（～を吸引する）
例 aspiration pneumonia（誤嚥性肺炎）

☐ 208 ★ purulent sputum ❶発音注意
[pjúərjulənt spjúːtəm]
ピュアリュランT / Sピュータm

名 膿性痰
⊕ **形** purulent（化膿性の、化膿した）
⊕ **名** sputum（痰）▶ **複** sputa

Glossary 201-208
Aseptic Technique and Oxygen Therapy

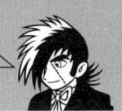

吸引圧は、成人の場合120～150mmHg程度、小児ではそれ以下にすることが勧められる。

□ 201 **suction**【吸引】
口腔や気道に分泌している唾液や痰などを除去することです。

□ 202 **aspirator**【吸引器】
病室の壁に設置された吸引アウトレットに吸引器を取り付け、吸引圧を調整して使います。

□ 203 **airway clearance**【気道浄化】
気道内の分泌物や閉塞物を取り除くことですが、それを自力で効果的にできない状態を、看護診断では「非効果的気道浄化 (ineffective airway clearance)」と呼びます。

□ 204 **airway secretion**【気道分泌物】
唾液や痰など、気道内の分泌物は、気管吸引によって除去します。

□ 205 **oral mucosa**【口腔粘膜】
舌や歯肉、頬、口蓋などの口腔の表面を覆う粘膜の総称です。これが気管にふさがると呼吸が苦しくなります。

□ 206 **saliva**【唾液】
消化液の一種で、唾液腺から分泌される液体です。唾液が口腔内に停留すると、誤嚥の原因になります。

□ 207 **aspiration**【誤嚥】
気道内に異物が侵入することです。吸引することによって防止します。

□ 208 **purulent sputum**【膿性痰】
膿性痰は細菌感染の可能性を示しています。吸引された痰の性状を確認することが大切です。

Unit 3

与薬
Medication

☐ Day 14

Listen ♪) CD-27

☐ 209 ★ ❶発音注意
chemotherapy
[kìːmouθérəpi]
キーモウθエラピ

名 化学療法
- ➕ chemo-（化学）＋ 名 therapy（治療）
- ➕ 抗癌薬や抗菌薬を用いた治療を特にこう呼ぶ。

☐ 210 ★
oral
[ɔ́ːrəl]
オーラL

形 経口の、口の
- L os（口）▶ 複 ora
- ➕「口から」薬剤を投与することを指して使われる。

☐ 211 ★
tablet
[tǽblit]
タBリT

名 錠剤
- ＝ tab
- ≒ pill（丸薬）

☐ 212
daily dose
[déili dóus]
ディリ / ドゥS

名 1日の服用量
- ➕ 形 daily（1日の）
- ➕ 名 dose（服用量）

☐ 213 ★ ❶発音注意
sublingual tablet
[sÀblíŋgwəl tǽblit]
サBリンGワL / タBリT

名 舌下錠
- ➕ 形 sublingual（舌下の）
- ➕ 舌の下に入れる小さく平たい錠剤。代表例はニトログリセリン。有効成分は口腔粘膜から直接吸収される。

☐ 214 ★
dissolve
[dizálv]
ディザLV

動 ～を溶かす、分解する
- 名 dissolution（溶解）
- 例 dissolve a tablet on one's tongue（錠剤を舌の上で溶かす）

☐ 215 ★
administer
[ædmínistər]
アDミ＝Sター

動 (薬など) を (～に) 投与する (to ～)
- 名 administration（投与、与薬）

☐ 216 ★ ❶発音注意
suppository
[səpázətɔ̀ːri]
サパザトーリ

名 坐薬、坐剤
- ➕ 体温で溶解する固形製剤で、直腸、尿道、膣などに挿入して用いる。
- 略 サポ、ズポ

Medication

与薬に関する表現

与薬に際して必要となる用語はたくさんあります。ラテン語の略語など、とっつきにくいものもありますが、与薬指示の際などに特に大切ですから、ここでしっかり覚えましょう。

与薬に関する略語

- p.o. = by mouth (経口)
- IM = intramuscular (injection) (筋肉内〈注射〉)
- IV = intravenous (injection) (静脈内〈注射〉)
- t.i.d = three times daily (1日3回)
- q.d. = every day (毎日)
- q.4h. = every four hours (4時間ごとに)
- a.c. = before meals (食前に)
- p.c. = after meals (食後に)
- h.s. = at bedtime (就寝前に)
- p.r.n. = as needed (必要なら)

与薬に大切な5つのR

1. right patient (正しい患者)
2. right drug (正しい薬剤)
3. right dose (正しい量)
4. right route (正しい与薬経路)
5. right time (正しい時間)

さまざまな与薬経路

- oral (経口の)
- sublingual (舌下の)
- rectal (直腸の)
- topical (局所の)
- parenteral (非経口の)
- intravenous (静脈の)
- intramuscular (筋肉内の)
- subcutaneous (皮下の)
- intradermal (皮内の)
- inhalational (吸入の)

Unit 3

☐ Day 14

Listen)) CD-28

217 ★ insert
[insə́:rt]
インサーT

動 〜を挿入する、差し込む　名 挿入物
- 名 insertion (挿入)
- ➕ 名詞の場合の発音は [ínsə:rt]。

218 ★ ointment　❶発音注意
[ɔ́intmənt]
オインTマンT

名 軟膏剤(なんこうざい)
- ≒ cream (乳剤、薬用クリーム)
- ➕ 皮膚に塗布する外用薬の一種。

219 ★ topical treatment
[tápikəl trí:tmənt]
タピカL / Tリ—TマンT

名 膏薬療法(こうやくりょうほう)
- ➕ 形 topical (局所の)

220 ★ apply
[əplái]
アPライ

動 (塗り薬)を塗る、(張り薬)を張る
- 名 application (塗布、使用、接触)

221 ★ rub
[rʌ́b]
ラB

動 〜をすり込む、練り込む
- ≒ apply (〈塗り薬〉を塗る)

222 ★ alcohol swab　❶発音注意
[ǽlkəhɔ̀:l swáb]
アLカホーL / SワB

名 アルコール綿
- ➕ 名 swab (綿棒、消毒綿)

223 ★ intravenous drip [IV]
[ìntrəví:nəs drɪ́p]
インTラヴィーナS / DリP

名 点滴静注、静脈内滴注法
- ➕ 形 intravenous (静脈内の)
- ➕ 名 drip (滴注、点滴)

224 ★ drip rate
[drɪ́p réit]
DリP / レイT

名 点滴速度
- ➕ 名 drip (滴注、点滴)
- ➕ 名 rate (速度、ペース)

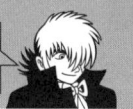

Glossary 217-224
Medication

> administration には、「管理」「本部」などのほかに、「薬などの投与」の意味もあるのだ。

☐ 217 insert 【～を挿入する】
次の用例を参考に、実際に使ってみましょう。
例 I'm going to insert a suppository.（座薬を挿入しますね）

☐ 218 ointment 【軟膏剤】
軟膏剤 (ointment) と乳剤 (cream) の大きな違いは、前者は脂がベースになっていますが、後者は水がベースになっていることです。

☐ 219 topical treatment 【膏薬療法】
薬物を皮膚に外用して治療する方法です。

☐ 220 apply 【～を塗る】
次の例を参考に、実際に使ってみましょう。
例 Apply ointment to the infected area twice daily.（その感染箇所に、1日に2回軟膏を塗ってください）

☐ 221 rub 【～をすり込む】
次の例を参考に、実際に使ってみましょう。
例 Rub this lotion into your skin.（このローションを肌にすり込んでください）

☐ 222 alcohol swab 【アルコール綿】
消毒用にアルコールを染み込ませた綿やガーゼなどです。注射をする部位などをこれでふき取り、消毒します。

☐ 223 intravenous drip 【点滴静注】
栄養分の補給や輸血などのために、溶液を一滴ずつ徐々に、連続的に静脈内に注入することです。

☐ 224 drip rate 【点滴速度】
点滴によって溶液を注入する速度のことです。医師から処方された薬液と量を、適切な速度で点滴することが大切です。

Unit 3

☐ Day 15

Listen)) CD-29

☐ 225 ★ ❶発音注意
parenteral solution

[pəréntərəl səlúːʃən]
パレンタラL / サルーシャン

名 注射剤
- ❶ 形 parenteral (非経口の)
- ❶ 名 solution (液剤)

☐ 226
vial

[váiəl]
ヴァイアL

名 バイアル、水薬瓶 (すいやくびん)
- ≒ ampule (アンプル)

☐ 227 ★ ❶発音注意
syringe

[səríndʒ]
サリンジ

名 注射器 動 〜に注射する
- = injector

☐ 228 ★
needle

[níːdl]
ニーDL

名 (注射器などの)針
- ❶ 鋭い先端を持つ、細長く堅い道具。

☐ 229 ★ ❶発音注意
intradermal injection

[ìntrədə́ːrməl indʒékʃən]
インTラダーマL / インジェKシャン

名 皮内注射
- ❶ 形 intradermal (皮内の) ▶ = intradermic
- ❶ 名 injection (注射)
- ❶ ツベルクリン反応、予防接種などに使われる。

☐ 230 ★ ❶発音注意
subcutaneous injection [SQ]

[sʌ̀bkjuːtéiniəs indʒékʃən]
サBキューティニアS / インジェKシャン

名 皮下注射
- ❶ 形 subcutaneous (皮下の) ▶ sub- (下方) + 形 cutaneous (皮膚の)
- ❶ 名 injection (注射)

☐ 231 ★ ❶発音注意
intramuscular injection [IM]

[ìntrəmʌ́skjulər indʒékʃən]
インTラマSキュラー / インジェKシャン

名 筋肉内注射
- ❶ 形 intramuscular (筋肉内の) ▶ intra- (内部) + 形 musclar (筋肉の)
- ❶ 名 injection (注射)

☐ 232 ★ ❶発音注意
intravenous injection

[ìntrəvíːnəs indʒékʃən]
インTラヴィーナS / インジェKシャン

名 静脈(内)注射
- ❶ 形 intravenous (静脈内の)
- ❶ 名 injection (注射)

Medication

☐ 225 parenteral solution【注射剤】
注射剤には、アンプル (ampule) に入ったものや、バイアル (vial) [226] に入ったもの、あるいは、滴下して静脈内に投与する輸液 (infusion) があります。

☐ 226 vial【バイアル】
注射剤などの液体が入った小さな瓶または容器のことです。ガラス瓶にゴム栓をしてアルミニウムのキャップで巻き締めたものが一般的で、針を複数回刺すことが可能です。

☐ 227 syringe【注射器】
薬液を体内に注入するための器具です。血液採取などの目的で、吸引に使用されることもあります。

☐ 228 needle【針】
注射針以外に、縫合用の針や、カテーテル導入のための管状針についても、この語が用いられます。

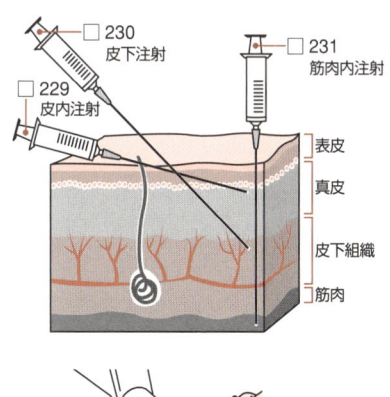

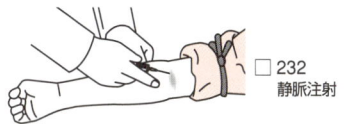

☐ 230 皮下注射
☐ 231 筋肉内注射
☐ 229 皮内注射
表皮
真皮
皮下組織
筋肉
☐ 232 静脈注射

☐ 229 **intradermal injection**（皮膚に対して10〜15度の角度で針を挿入し、皮内に薬液を注入する方法）

☐ 230 **subcutaneous injection**（皮下組織内に薬剤を注入する方法。皮膚に対して45度の角度で針を挿入する）

☐ 231 **intramuscular injection**（骨格筋内に薬剤を注入する方法。皮膚に対して90度の角度で針を挿入する）

☐ 232 **intravenous injection**（静脈内に薬剤を注入する方法）

Unit 3

☐ Day 15

Listen)) CD-30

□ 233 ★ **butterfly needle** [bʌ́tərflài níːdl] バターFライ / ニーDL	名 翼状針(よくじょうしん) = winged needle ➕ 名 butterfly（蝶） ➕ 名 needle（針）
□ 234 ★ ❶発音注意 **three-way stopcock** [θríː-wèi stɑ́pkɑ̀k] θリーーウェイ / SタPカK	名 三方活栓(さんぽうかっせん) ➕ 形 three-way（3方向の） ➕ 名 stopcock（コックの栓）
□ 235 ❶発音注意 **tourniquet** [tɔ́ːrnikit] ターニキT	名 駆血帯 = engorgement bandage
□ 236 ★ ❶発音注意 **analgesic** [æ̀nəldʒíːzik] アナLジージK	名 鎮痛薬 = analgetic ➕ 名 analgesia（無痛法、痛覚脱失）
□ 237 ★ ❶発音注意 **sedative** [sédətiv] セダティV	名 鎮静剤　形 鎮静の 名 sedation（鎮静）
□ 238 ★ **anticancer drug** [æ̀ntikǽnsər drʌ́g] アンティキャンサー / DラG	名 抗癌薬(こうがんやく) ➕ 形 anticancer（抗癌性の）▸ anti-（抗、反対）+ 名 cancer（癌(がん)）
□ 239 ★ **antibiotic** [æ̀ntibaiɑ́tik] アンティバイアティK	名 抗生物質　形 抗生の ➕ anti-（抗、反対）+ 形 biotic（生命に関する）
□ 240 ★ ❶発音注意 **anticoagulant** [æ̀ntikouǽgjulənt] アンティコウアギュランT	名 抗（血液）凝固薬、血液凝固阻止薬 形 抗凝固性の ➕ anti-（抗、反対）+ 名 coagulant（凝固薬、凝結薬）

Glossary 233-240
Medication

> 駆血帯を使うときは、穿刺部位より5〜10cm程度、心臓側を締める。締め過ぎないように！

☐ 233 butterfly needle 【翼状針（よくじょうしん）】
蝶の羽のような板の付いた針のことで、点滴静脈内注射の時に用いられます。

☐ 234 three-way stopcock 【三方活栓（さんぽうかっせん）】
2つの薬剤を同時に点滴する際に使います。三方活栓使用時は、感染リスクを取り除き、栓の閉め忘れや栓の方向に気を付けましょう。

233-234
butterfly needle
three-way stopcock

☐ 235 tourniquet 【駆血帯（くけつたい）】
採血時や、静脈注射をするときに、静脈を怒張するために上腕を締め付けるのに使うゴム製のチューブです。止血にも用いられます。

☐ 236 analgesic 【鎮痛薬（ちんつうやく）】
中枢または末梢神経（まっしょうしんけい）に作用して、痛みを和らげる薬剤です。

☐ 237 sedative 【鎮静剤（ちんせいざい）】
神経興奮を鎮める薬剤です。

☐ 238 anticancer drug 【抗癌薬（こうがんやく）】
癌腫（がんしゅ）の発育や進行を抑制・阻止する薬剤です。

☐ 239 antibiotic 【抗生物質】
微生物の発育を抑制・阻止する薬剤です。さまざまな種類がありますが、大部分は感染症の治療に用いられます。

☐ 240 anticoagulant 【抗凝固薬（こうぎょうこやく）】
血液の凝固を阻止する薬剤です。血栓性静脈炎（けっせんせいじょうみゃくえん）、肺塞栓症（はいそくせんしょう）、心筋梗塞（しんきんこうそく）、脳梗塞（のうこうそく）、心房細動の合併症といった血栓性疾患（けっせんせいしっかん）に対して使われます。

Unit 4

検査
Examinations

☐ Day 16

Listen))) CD-31

☐ 241 ★
history taking

[hístəri téikiŋ]
ヒSタリ / テイキンG

名 問診
= medical interview（医療面接）
⊕ 名 history（履歴、病歴）

☐ 242 ★
medical history

[médikəl hístəri]
メディカL / ヒSタリ

名 既往歴、病歴
= past history [PH]
⊕ 形 medical（医療の）
⊕ 名 history（履歴、病歴）

☐ 243 ★
family history [FH]

[fǽməli hístəri]
ファマリ / ヒSタリ

名 家族歴
⊕ 名 family（家族）
⊕ 名 history（履歴、病歴）

☐ 244 ★ ❶発音注意
physical examination

[fízikəl igzæmənéiʃən]
フィジカL / イGザマネイシャン

名 身体診察、身体検査
⊕ 形 physical（身体の、肉体の）
⊕ 名 examination（検査、診察）

☐ 245 ★ ❶発音注意
height

[háit]
ハイT

名 身長
= stature

☐ 246 ★
weight

[wéit]
ウェイT

名 体重
動 weigh（重さが～である）

☐ 247 ★
subjective data

[səbdʒéktiv déitə]
サBジェKティV / デイタ

名 主観的データ
⊕ 形 subjective（主観的な）

☐ 248 ★
objective data

[əbdʒéktiv déitə]
アBジェKティV / デイタ

名 客観的データ
⊕ 形 objective（客観的な）

Examinations

□ 241 history taking 【問診】
患者のこれまでの健康・生活に関する情報や、現在の健康問題について、質問や会話を通して調査を行うことです。

□ 242 medical history 【既往歴】
患者の、生まれてから現在までの、健康や生活、かかった病気についての記録です。

□ 243 family history 【家族歴】
患者の家族や近縁者の健康に関する情報です。これによって、患者に器質的または生活習慣的に罹患しやすい病気があるかどうかを知ることができます。

□ 244 physical examination 【身体診察】
患者の身長や体重といった身体的な状況、および健康状態を、検査して記録することです。

□ 245 height 【身長】
カルテなどには、Age: 43, Height: 170 cm, Weight: 70 kg (年齢：43、身長170cm、体重：70kg) といった表記がよく見られます。

□ 246 weight 【体重】
「体重が～ある」という場合、以下の例のように動詞の weigh がよく使われます。
例 How much do you weigh? (あなたの体重はどれくらいありますか)
例 I weigh 50 kilograms. (私は体重50キロです)

□ 247 subjective data 【主観的データ】
患者が自ら述べた意見や感情、症状の訴えなどのデータです。

□ 248 objective data 【客観的データ】
看護師が患者を客観的に観察したり、計測して得られたデータです。SOAP 法では、subjective data は S、objective data は O、評価 (assessment) は A、治療方針 (plan) は P と表記します。

Unit 4

☐ Day 16

Listen))) CD-32

☐ 249 ★ blood sample
[blʌ́d sǽmpl]
ブラD / サMPL

名 血液標本、血液検体
= blood specimen
➕ 名 sample（見本、標本）

☐ 250 ★ blood sugar
[blʌ́d ʃúgər]
ブラD / シュガー

名 血糖
➕ 名 sugar（糖分、砂糖）

☐ 251 ★ complete blood count [CBC]
[kəmplíːt blʌ́d káunt]
カMPリーT / ブラD / カウンT

名 全血算、全血算定
➕ 形 complete（全部の、完ぺきな）
➕ 名 count（計数、計算）

☐ 252 ★ red blood cell [RBC]
[réd blʌ́d sél]
レD / ブラD / セL

名 赤血球
= erythrocyte

☐ 253 ★ white blood cell [WBC]
[hwáit blʌ́d sél]
Hワイト / ブラD / セL

名 白血球
= leukocyte

☐ 254 ★ platelet [PLT] ❶発音注意
[pléitlit]
Pレイトリット

名 血小板
= thrombocyte

☐ 255 bad cholesterol ❶発音注意
[bǽd kəléstəròul]
バD / カレSタロウL

名 悪玉コレステロール
= LDL cholesterol ▶ 名 LDL ▶ = low-density lipoprotein（低比重リポ蛋白）

☐ 256 ★ angiogram ❶発音注意
[ǽndʒiəgræm]
アンジアGラM

名 血管造影図
➕ angio-（血管、リンパ管）+ -gram（記録、図）

Glossary 249-256
Examinations

> 全血球算定すなわち全血算は、血球計算値とも呼ばれ、血算と略されることもある。

☐ 249 **blood sample** 【血液標本】
採血によって摂取された血液です。

☐ 250 **blood sugar** 【血糖】
血液に含まれる糖質のことです。健常な人の場合、空腹時血糖値はおおよそ80〜100mg/dL程度です。

☐ 251 **complete blood count** 【全血算(ぜんけっさん)】
赤血球、白血球、血小板の数と、ヘモグロビン、ヘマトクリット、赤血球恒数をひとまとめにしたものです。

☐ 252 **red blood cell** 【赤血球】
白血球、血小板と並んで血液の血球を成す細胞の一種です。ヘモグロビンを含むため、赤色となります。

☐ 253 **white blood cell** 【白血球】
赤血球、血小板と並んで血液の血球を成す細胞の一種です。ヘモグロビンを含まず、無色に見えます。

☐ 254 **platelet** 【血小板】
赤血球、白血球と並ぶ血液の血球成分の1つで、血液の凝固に重要な役割を果たします。

☐ 255 **bad cholesterol** 【悪玉コレステロール】
LDLコレステロールが過多になると、必要以上に細胞や血液中にコレステロールがたまって酸化してしまい、動脈硬化 (arteriosclerosis) などの原因になります。こうした悪影響を及ぼすことから、一般にはこの呼び名で知られるようになりました。

☐ 256 **angiogram** 【血管造影図】
造影剤を血管内に注入して撮影したX線写真です。

Unit 4

☐ Day 17

Listen)) CD-33

☐ 257 ★ urine analysis
❶発音注意
[júərin ənǽləsis]
ユアリン / アナラシS

尿検査
= urinalysis
➕ urine (尿)
➕ analysis (分析)

☐ 258 ★ midstream urine
[mídstríːm júərin]
ミDSTリーM / ユアリン

中間尿
➕ midstream (流れの中ほどの、中流の)
➕ urine (尿)

☐ 259 ★ proteinuria
❶発音注意
[pròutiːnjúəriə]
Pロウティーニュアリア

蛋白尿
➕ protein (蛋白質)　➕ urine (尿)
➕ 「物質名＋-uria」は、「尿中の物質による病的状態」を表す。

☐ 260 ★ glycosuria
❶発音注意
[glàikousjúəriə]
Gライコウシュアリア

糖尿
= glucosuria
➕ glucose (ブドウ糖)
➕ urine (尿)

☐ 261 ★ X-ray examination
[éksrèi igzǽmənéiʃən]
エKSレイ / イGザマネイシャン

X線検査
= X-ray test
➕ X-ray (X線)

☐ 262 computed tomography [CT] scan
[kəmpjúːtid təmágrəfi skǽn]
カMピューティD / タマGラフィ / Sキャン

CTスキャン
➕ computed (コンピューターの)
➕ tomography (断層撮影法)
➕ scan (スキャン、走査)

☐ 263 contrast agent
[kántræst éidʒənt]
カンTラST / エイジャンT

造影剤
= contrast medium
➕ contrast (対比、対照、コントラスト)
➕ agent (薬品、薬剤)

☐ 264 ★ electromyogram
❶発音注意
[ilèktroumáiəgræm]
イレKTロウマイアGラM

筋電図
➕ electro- (電気) ＋ myogram (筋運動描記) ▶ myo- (筋肉) ＋ -gram (記録、図)
➕ electromyography (筋電図検査)

Glossary 257-264
Examinations

☐ 257 urine analysis【尿検査】
尿中の科学的成分や細胞成分の沈渣 (urinary sediment)、細菌検査 (urine culture)、細胞診 (urinary cytology)、尿結石検査 (urinary calculus exam) などがあります。

☐ 258 midstream urine【中間尿】
排尿開始直後の尿を捨て、その後に採取した尿のことです。

☐ 259 proteinuria【蛋白尿】
「1日の尿中総蛋白量が150mgを超える場合」と定義されています。

☐ 260 glycosuria【糖尿】
ブドウ糖が尿中に排泄されていることです。

☐ 261 X-ray examination【X線検査】
X線を用いて行う検査法の総称です。

☐ 262 computed tomography scan【CTスキャン】
身体の横断面から得られる解剖学的情報を集める検査法です。computed tomographic scanning などとも呼ばれます。

☐ 263 contrast agent【造影剤】
X線写真や、CT画像撮影、MR検査などにおいて、コントラストをつける目的で使われる物質です。

☐ 264 electromyogram【筋電図】
骨格筋線維が興奮時に発生する活動電位を表した図です。筋肉の障害や病気の診断に使います。

Unit 4

☐ Day 17

Listen)) CD-34

☐ 265 ★
visual acuity test

[víʒuəl əkjúːəti tést]
ヴィジュアL / ア**キュー**アティ / **テ**ST

名 視力検査
- 形 visual (視覚の、視力の)
- 名 acuity (明瞭度、尖鋭度)

☐ 266 ★ ❶発音注意
ophthalmoscope

[ɑfθǽlməskòup]
アF**θァ**LマSコウP

名 検眼鏡
- ophthalmo- (眼) + -scope (診るための機器)
- ophthalmoscopy (眼底検査)

☐ 267 ★ ❶発音注意
audiometer

[ɔːdiɑ́mətər]
オーディ**ア**マター

名 聴力計、オージオメーター
- 名 audiometry (聴力機能検査)

☐ 268 ❶発音注意
bacterial culture

[bæktíəriəl kʌ́ltʃər]
バK**ティ**アリアL / **カ**Lチャー

名 細菌培養
- 形 bacterial (細菌の、細菌性の)
- 名 culture (培養)

☐ 269 ★
bone marrow puncture

[bóun mǽrou pʌ́ŋktʃər]
ボウン / **マ**ロウ / **パ**ンGKチャー

名 骨髄穿刺
- 名 bone marrow (骨髄)
- 名 puncture (穿刺)

☐ 270 ★
pathological diagnosis

[pæ̀θəlɑ́dʒikəl dàiəgnóusis]
パθァ**ラ**ジカL / ダイアG**ノ**ウシS

名 病理診断
- ≒ pathological examination
- 形 pathological (病理学の)

☐ 271 ★ ❶発音注意
biopsy

[báiɑpsi]
バイアPシ

名 生検
- bio- (生物) + -opsy (検査)

☐ 272 ★ ❶発音注意
autopsy

[ɔ́ːtɑpsi]
オータPシ

名 剖検、病理解剖
- auto- (自身、同一) + -opsy (検査)

Glossary 265-272
Examinations

autopsy は、お医者たん自身の (auto-) 目れ見る (-opsy) という意味よのさ。

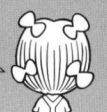

□ 265 visual acuity test 【視力検査】
視対象を見る能力を測定することです。

□ 266 ophthalmoscope 【検眼鏡】
網膜や脈絡膜の疾患を調べるために、眼底を検査する器械です。

□ 267 audiometer 【聴力計】
ある決められた正常聴力の有無を測定する器械です。一定強度の異なった周波数における聴覚反応を検査します。

□ 268 bacterial culture 【細菌培養】
検査材料内の病原細菌の数を増やして、細菌の種類などを調べることです。

□ 269 bone marrow puncture 【骨髄穿刺】
骨髄腔に針を入れて骨髄液を吸引採取する診断的手技です。

□ 270 pathological diagnosis 【病理診断】
主に顕微鏡を用いて、組織・細胞を形態学的に検査し、診断を行うことです。

□ 271 biopsy 【生検】
病理診断のために患者の組織・細胞を採取することです。

□ 272 autopsy 【剖検】
死因や生前診断の確認、または病態の解析のために、遺族の承諾を得て死後に行われる遺体解剖です。

Unit 5 病院の施設・職員
Medical Facilities and Hospital Staff

☐ Day 18

Listen)) CD-35

273 ★ outpatient reception
[áutpèiʃənt risépʃən]
アウTペイシャンT / リセPシャン

名 外来受付
- outpatient（外来患者）⇔ inpatient（入院患者）
- reception（受付）

274 ★ admissions office
[ædmíʃənz ɔ́:fis]
アDミシャンZ / オーフィS

名 入院受付所
- admission（入院、入会）
- office（事務所、〈〜の業務を行う〉場所）

275 ★ laboratory
[lǽbərətɔ̀:ri]
ラバラトーリ

名 検査室、実験室、研究所
- 例 laboratory technician（検査技師）
- lab と省略される。

276 ★ treatment room
[trí:tmənt rú:m]
Tリー Tマン T / ルー M

名 処置室
- treatment（治療、処置）

277 ★ radiology
[rèidiálədʒi]
レイディアラジ

名 放射線科、放射線学、X線学
- radiologist（放射線科医、放射線技師）

278 ★ pharmacy
❗発音注意
[fá:rməsi]
ファーマシ

名 薬局；薬学
- ≒ drugstore（薬局）
- ≒ pharmaceutics（薬剤学）
- pharmacist（薬剤師）

279 ★ nutrition department
[nju:tríʃən dipá:rtmənt]
ニューTリシャン / ディパー Tマン T

名 栄養科
- nutrition（栄養）▶ nutritionist（栄養士）

280 cashier's office
[kæʃíərz ɔ́:fis]
キャシアー Z / オーフィS

名 会計課
- cashier（会計係）

Glossary 273-280

Medical Facilities and Hospital Staff

☐ 273 **outpatient reception**【外来受付】
総合病院に受診する際に、受診の申し込みをする場所です。

☐ 274 **admissions office**【入院受付所】
入院をすることになった場合は、ここで手続きをします。

☐ 275 **laboratory**【検査室】
組織、体液、分泌物などの検体について検査する部屋です。

☐ 276 **treatment room**【処置室】
注射などの内科的な処置や、包帯交換などの外科的治療をする部屋です。

☐ 277 **radiology**【放射線科】
X線検査、超音波検査などをする部門です。

☐ 278 **pharmacy**【薬局】
病院内で使用される治療薬を管理したり、処方薬を患者に出したりする部門です。

☐ 279 **nutrition department**【栄養科】
入院患者への食事を作ったり、患者への栄養指導を行ったりする部門です。

☐ 280 **cashier's office**【会計課】
患者の医療費の計算や診療報酬明細書（レセプト）の作成をしたり、患者が診療代や、薬剤代、入院費などを支払ったりする場所です。

Unit 5

□ Day 18

Listen 》CD-36

□ 281 ★
president
[prézədənt]
プレザダンT

名 院長
= hospital director

□ 282 ★
director of nursing
[diréktər əv nə́ːrsiŋ]
ディレKター / アV / ナーシンG

名 看護部長
= nurse director
➕ 名 director（管理者、重役）

□ 283 ★
staff doctor
[stǽf dáktər]
SタF / ダKター

名 医局医師
= attending staff（所属医員）

□ 284 ★ ❶発音注意
nursing supervisor
[nə́ːrsiŋ súːpərvàizər]
ナーシンG / スーパーヴァイザー

名 看護師長
= chief nurse
➕ 名 supervisor（監督者、主任、指導員）

□ 285 ★
head nurse
[héd nə́ːrs]
ヘD / ナーS

名 主任看護師
➕ 名 head（〈部局などの〉長、頭）

□ 286 ★
nurse's aide
[nə́ːrsəz éid]
ナーサZ / エイD

名 看護助手
➕ 名 aide（助手、補助者、補佐）

□ 287 ★
student nurse
[stjúːdnt nə́ːrs]
SテューDンT / ナーS

名 看護学生
= nursing student

□ 288 ★
laboratory technician
[lǽbərətɔ̀ːri tekníʃən]
ラバラトーリ / テKニシャン

名 検査技師
= lab technician、lab technologist
➕ 名 laboratory（検査室、実験室、研究所）▶ lab と省略される。

Glossary 281-288
Medical Facilities and Hospital Staff

最近は看護職のトップが病院の副院長 (assistant director) になることも増えてきたよね。

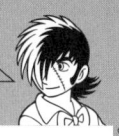

□ 281 **president** 【院長】
病院の最高責任者です。

□ 282 **director of nursing** 【看護部長】
看護サービス全体の責任を負う、看護部門の責任者です。

□ 283 **staff doctor** 【医局医師】
総合病院で診療を行う医師のことです。

□ 284 **nursing supervisor** 【看護師長】
各病棟の看護師の責任者で、管理職となります。

□ 285 **head nurse** 【主任看護師】
師長の補佐で、師長不在時はその代行をします。

□ 286 **nurse's aide** 【看護助手】
シーツ交換、食事の介助、入浴の介助、カルテの受け渡し、病室の整理整頓などの業務を行います。

□ 287 **student nurse** 【看護学生】
高校の衛生看護科の生徒、看護専門学校の生徒、看護短期大学の学生、看護大学の学生のことです。

□ 288 **laboratory technician** 【検査技師】
国家資格を持ち、微生物学、血液学、病理学、生化学といった見地からの検査を行います。

Unit 5

☐ Day 19

Listen))) CD-37

☐ 289 ★
internal medicine
[intə́ːrnl médəsin]
インターNL / **メ**ダシン

名 内科
- ➕ 形 internal (内部の、内側の) ▶ 名 internist (内科医)
- ➕ 名 medicine (医学、薬剤)

☐ 290 ★ ❗発音注意
cardiovascular department
[kàːrdiəvǽskjulər dipáːrtmənt]
カーディア**ヴァ**Sキュラー / ディ**パ**ーTマンT

名 循環器科、心臓血管科
- ➕ 形 cardiovascular (心臓血管の) ▶ cardio- (心臓) + 形 vascular (脈管の、血管の)
- ➕ 名 department (部門、課)

☐ 291 ★ ❗発音注意
gastroenterology
[gæ̀strouèntərálədʒi]
ギャSTロウエンタ**ラ**ラジ

名 消化器科 (学)、胃腸病科 (学)
- ➕ gastro- (胃) + entero- (腸) + -logy (学問、研究)
- ➕ 名 gastroenterologist (胃腸病専門医、消化器内科医)

☐ 292 ★
nephrology
[nəfrálədʒi]
ナF**ラ**ラジ

名 腎臓内科、腎臓病学
- ➕ nephro- (腎臓) + -logy (学問、研究)
- ➕ 名 nephrologist (腎臓病医)

☐ 293 ★ ❗発音注意
urology
[juərálədʒi]
ユア**ラ**ラジ

名 泌尿器科 (学)
- ➕ uro- (尿) + -logy (学問、研究)
- ➕ 名 urologist (泌尿器科医)
- 個 ウロ

☐ 294 ★
surgery
[sə́ːrdʒəri]
サージャリ

名 外科；手術
- ➕ 名 surgeon (外科医)

☐ 295 ★
neurosurgery
[njùərəsə́ːrdʒəri]
ニュアラ**サ**ージャリ

名 脳神経外科 (学)
- ➕ neuro- (神経) + 名 surgery (外科、手術)
- ➕ 名 neurosurgeon (脳外科医)

☐ 296 ★ ❗発音注意
orthopedics
[ɔ̀ːrθəpíːdiks]
オーθァピーディKS

名 整形外科 (学)
- ➕ ortho- は「真っすぐ、正常」を表す。
- ➕ 名 orthopedist (整形外科医)
- 例 dental orthopedics (歯列矯正学)

Glossary 289-296
Medical Facilities and Hospital Staff

☐ 289 **internal medicine**【内科】
成人を対象とし、手術などの外科的治療を用いずに薬剤をもって診断・治療を行う医学領域です。

☐ 290 **cardiovascular department**【循環器科】
心臓と血管系などの病気を扱います。心臓病専門医 (cardiologist) による診断・治療が行われます。

☐ 291 **gastroenterology**【消化器科】
胃や腸などの消化器官の病気を扱います。

☐ 292 **nephrology**【腎臓内科】
血液浄化を行う腎臓の疾患を扱う医学領域です。

☐ 293 **urology**【泌尿器科】
男性の尿路、生殖器および女性の尿路に関する疾病を扱う医学領域です。

☐ 294 **surgery**【外科】
物理的手術や処置により疾病や創傷を治療する医学領域です。

☐ 295 **neurosurgery**【脳神経外科】
脳、脊髄、脊柱、末梢神経の手術を専門にする外科部門です。

☐ 296 **orthopedics**【整形外科】
筋骨格系、四肢、脊柱および付属器官の疾病を扱う医学領域です。身体各部位の機能や形態の再建を目指します。

Unit 5

☐ Day 19

Listen))) CD-38

☐ 297 ★ obstetrics
❶発音注意
[əbstétriks]
アBSテTリKS

名 産科(学)
≒ midwifery(助産〈学〉)
➕ 名 obstetrician(産科医)

☐ 298 ★ gynecology
❶発音注意
[gàinikálədʒi]
ガイニカラジ

名 婦人科(学)
➕ gyneco-(女性) + -logy(学問、研究)
➕ gynecologist(婦人科医)
略 ギネ

☐ 299 ★ pediatrics
❶発音注意
[pìːdiǽtriks]
ピーディアTリKS

名 小児科(学)
形 pediatric(小児の、小児科学の)
➕ ped- は「子ども」を表す。
➕ 名 pediatrician(小児科医)

☐ 300 ★ endocrinology
❶発音注意
[èndoukrənálədʒi]
エンドウKラナラジ

名 内分泌科(学)
➕ endocrine(内分泌) + -logy(学問、研究)
➕ endocrinologist(内分泌科医)

☐ 301 ★ dermatology
[dɜ̀ːrmətálədʒi]
ダーマタラジ

名 皮膚科(学)
➕ dermato-(皮膚) + -logy(学問、研究)
➕ dermatologist(皮膚科医)
略 デルマ

☐ 302 ★ psychiatry
❶発音注意
[saikáiətri]
サイカイアTリ

名 精神科、精神医学
= psychiatrics
➕ psychiatrist(精神科医)

☐ 303 ★ intensive care unit [ICU]
[inténsiv kéər júːnit]
インテンシV / ケアー / ユーニT

名 集中治療室、ICU
➕ 形 intensive(集中的な)

☐ 304 ★ emergency room [ER]
[imə́ːrdʒənsi rúːm]
イマージャンシ / ルーM

名 救急治療室、緊急救命室
➕ emergency(非常時、緊急事態)

Glossary 297-304
Medical Facilities and Hospital Staff

「~の専門家」の意味にすゆには、-ist か -ian を付けえばいいのよさ！

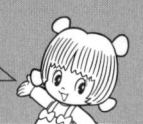

☐ 297 **obstetrics**【産科】
妊娠、分娩、および産褥（分娩終了後から妊娠前の状態に戻るまでの過程）といった各段階において、妊婦の管理をする医学領域です。

☐ 298 **gynecology**【婦人科】
女性の内分泌学や生殖器の疾病を扱う医学領域です。産科 (obstetrics) と一緒に開業していることが多く、OBGYN（オービージーワイエヌまたはオービージン）という略称もよく使われます。

☐ 299 **pediatrics**【小児科】
誕生から青年期に達するまでの、小児の健康と病気を扱う医学領域です。患者の言語能力が未発達なために自覚症状の訴えに頼れないこと、病勢の変化が速いこと、家庭環境にも注意を払う必要があることなどが特徴です。

☐ 300 **endocrinology**【内分泌科】
身体の組織で作られる物質や、ホルモンの分泌に関する病気を扱います。

☐ 301 **dermatology**【皮膚科】
皮膚や皮膚病と全身疾患との関係について扱う医学領域です。

☐ 302 **psychiatry**【精神科】
心の問題、精神障害を扱う医学領域です。

☐ 303 **intensive care unit**【集中治療室】
重症患者を収容し、強力で集中的な治療を行う診療部門です。新生児集中治療室 (neonatal ICU [NICU])、冠動脈疾患集中治療室 (coronary care unit [CCU])、呼吸疾患集中治療室 (respiratory ICU [RICU]) などの種類があります。

☐ 304 **emergency room**【救急治療室】
差し迫った状態にある病人や負傷者に対して、速やかに診断・治療を行う場所です。

知っておきたい医学英語トリビア ❷

ここでは、Chapter 2 で学習した医学英語にまつわる豆知識や知っておくとためになる情報を紹介します。

看護師同士の会話

ここでは、看護師同士の会話を見てみましょう。新人看護師は、点滴の滴下数や、注射部位などをしっかり確認する必要がありますね。

❶ 滴下速度（Drip Rate）

[看護師同士の会話]

看護師A：Dr. Yamada has ordered 500 cc to be given over four hours.
（山田先生から4時間で500ccの指示が出ているわ）

看護師B：How many drops per minute will be delivered?
（1分間に何滴落とすことになるのかしら）

看護師A：500 cc multiplied by drip factor* divided by total minutes.
（500cc に輸液セットの滴下数を掛けて、それを総時間数〈分〉で割るのよ）

看護師B：Drip factor for this IV set is 20, then about 40 drops per minute.
（この輸液セットの滴下数は20だから、1分間に約40滴ね）

* drip factor：（輸液セットの）滴下数

❷ 注射部位（Injection Site）

[新人看護師と先輩看護師の会話]

新人看護師：Dr. Yamada has ordered an IM (= intramuscular injection) for Mr. A. What size needle should I use?
（山田先生からAさんに筋肉内注射の指示が出ています。何ゲージの針を使えばいいですか）

先輩看護師：Needles from 21 gauge to 23 gauge are fine. You know where to insert, don't you?
（筋肉内注射なら21から23ゲージよ。刺す場所は分かるわね）

新人看護師：Yes, I do. The safe area is three fingers below the shoulder joint, right?
（はい、肩関節から三横指*下ですよね）

先輩看護師：Yes. Inject the needle at a 90 degree angle and make sure not to hit a nerve.
（そうよ。直角に刺すんだけど、くれぐれも神経に当たらないようにね）

注）アメリカなどでは、筋肉内注射は臀部にすることが多いようです。
*三横指：指を三本横に並べたくらいの幅

Chapter 3
病棟別臨床用語
Hospital Wards

Unit 1 循環器科病棟
▶ [305-336]

Unit 2 呼吸器科病棟
▶ [337-368]

Unit 3 消化器科病棟
▶ [369-408]

Unit 4 脳神経科病棟
▶ [409-448]

Unit 5 腎臓・泌尿器・内分泌科病棟
▶ [449-480]

Unit 6 手術室と外科
▶ [481-512]

Introduction

このチャプターでは、代表的な病棟（循環器科、呼吸器科、消化器科、脳神経科、さらに腎臓病科、泌尿器科、内分泌科、および手術室や外科）を取り上げて、病気が現れる部位や症状についての語彙を紹介していきます。また、各科で扱う代表的な病気と、それらに関連した検査や処置・治療・ケアのポイントなどについての表現を学びます。

医師がカルテに書く医学英語には、病棟ではカタカナに置き換えられ、短く略して使われているものが数多くあります。そうしたカタカナの慣用表現を、きちんと正しい英語で覚えましょう。また、病棟ではアルファベットの略語で使われることが多い医学用語なども、正式名称をきちんと覚えておくといいでしょう。

Hospital Wards

Unit 1 循環器科病棟
Cardiology Ward

☐ Day 20

Listen 》CD-39

☐ 305 ★ ❶発音注意
atrium
[éitriəm]
エイTリアM

名 心房、鼓室
形 atrial（心房の）
例 left atrium [LA]（左心房）、right atrium [RA]（右心房）

☐ 306 ★
ventricle
[véntrikl]
ヴェンTリKL

名 心室
例 left ventricle [LV]（左心室）、right ventricle [RV]（右心室）

☐ 307 ★ ❶発音注意
aorta
[eiɔ́ːrtə]
エイオータ

名 大動脈
複 aortae
形 aortic（大動脈の） ▶ 例 aortic aneurysm（大動脈瘤）

☐ 308 ★ ❶発音注意
superior vena cava [SVC]
[səpíəriər víːnə kéivə]
サピアリアー / ヴィーナ / ケイヴァ

名 上大静脈
L vena cava superior
⇔ inferior vena cava（下大静脈）
➕ L cava（大静脈）

☐ 309 ★
pulmonary artery [PA]
[pʌ́lmənèri ɑ́ːrtəri]
パLマネリ / アータリ

名 肺動脈
= pulmonary trunk
➕ 形 pulmonary（肺の）
➕ 名 artery（動脈）

☐ 310
pulmonary vein [PV]
[pʌ́lmənèri véin]
パLマネリ / ヴェイン

名 肺静脈
➕ 形 pulmonary（肺の）
➕ 名 vein（静脈）

☐ 311 ★
coronary artery
[kɔ́ːrənèri ɑ́ːrtəri]
コーラネリ / アータリ

名 冠状動脈
➕ 形 coronary（冠状の）
➕ 名 artery（動脈）

☐ 312 ★ ❶発音注意
myocardium
[màiəkɑ́ːrdiəm]
マイアカーディアM

名 心筋層
複 myocardia
形 myocardial（心筋層の）
➕ myo-（筋肉）＋ -cardium（心臓）

Glossary 305-312
Cardiology Ward

- 307 大動脈
- 309 肺動脈
- 308 上大静脈
- 310 肺静脈
- 305 右心房
- 311 冠状動脈
- 305 左心房
- 312 心筋層
- 306 左心室
- 306 右心室

- ☐ 305 atrium（心臓にある4つの部屋のうち、上部に位置する2つの部屋。右心房〈right atrium〉と左心房〈left atrium〉がある）
- ☐ 306 ventricle（心臓にある4つの部屋のうち、下部に位置する2つの部屋。右心室〈right ventricle〉と左心室〈left ventricle〉がある）
- ☐ 307 aorta（弾性型の大きな動脈で、全身性動脈循環の主幹を成す）
- ☐ 308 superior vena cava（体循環静脈の1つで、上半身から静脈血を集める）
- ☐ 309 pulmonary artery（肺動脈管から分岐した左右の血管）
- ☐ 310 pulmonary vein（肺循環過程の一部を担う重要な血管）
- ☐ 311 coronary artery（心臓壁に分布する栄養動脈で、右冠状動脈と左冠状動脈がある）
- ☐ 312 myocardium（心臓壁の心内膜と心外膜の間に存在する筋層）

Unit 1

☐ Day 20

Listen)) CD-40

☐ 313 ★ chest pain
[tʃést péin]
チェST / ペイン

名 胸痛
= stethalgia、pectoralgia
➕ 名 chest (胸、胸部)
➕ 名 pain (痛み、疼痛)

☐ 314 ★ palpitation
[pælpitéiʃən]
パルピ**テ**イシャン

名 動悸、心悸亢進
名 palpitate (動悸がする、どきどきする)
➕ L *palptio* は「ドキンドキンと打つ」の意。

☐ 315 ★ cyanosis ❗発音注意
[sàiənóusis]
サイア**ノ**ウシS

名 チアノーゼ
形 cyanotic (チアノーゼの)
例 shunt cyanosis (短絡性チアノーゼ)

☐ 316 ★ arrhythmia ❗発音注意
[əríðmiə]
ア**リ**ðミア

名 不整脈
形 arrhythmic (不整脈の)
➕ a- (無、不) + 名 rhythm (リズム〈心臓の調律〉) + -ia (病的症状)

☐ 317 ★ tachycardia ❗発音注意
[tækiká:rdiə]
タキ**カ**ーディア

名 頻脈
➕ tachy- (速い) + -cardia (心臓の働き)
覚 タキる (「頻脈になる」の意)

☐ 318 ★ bradycardia
[brædiká:rdiə]
Bラディ**カ**ーディア

名 徐脈
➕ brady- (遅い) + -cardia (心臓の働き)
覚 ブラディ

☐ 319 ★ premature beat
[pri:mətʃúər bí:t]
Pリーマ**チュ**アー / ビーT

名 期外収縮
= extrasystole
➕ 形 premature (時期尚早の、早発の)

☐ 320 ★ increased perspiration
[inkrí:st pə:rspəréiʃən]
インK**リ**ーST / パーSパ**レ**イシャン

名 発汗の増加
➕ 動 increased (増加する)
➕ 名 perspiration (発汗)

Glossary 313-320
Cardiology Ward

> 狭心症や心筋梗塞の危険因子 (risk factors) は高血圧、肥満、喫煙、糖尿病などだ。

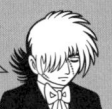

☐ 313 **chest pain** 【胸痛】
胸部に感じる疼痛の総称です。胸部の症状としては極めて重要です。肺だけでなく、心臓や消化管の疾患でも胸痛が生じます。

☐ 314 **palpitation** 【動悸】
心拍の異常を自覚することです。不整脈で動悸が起きる場合、安静時に出現することが多いようです。

☐ 315 **cyanosis** 【チアノーゼ】
血液への酸素供給が不十分なため二酸化炭素と結合したヘモグロビンが増え、口唇や爪が青紫色に見える症状です。

☐ 316 **arrhythmia** 【不整脈】
心拍数やリズムが一定でない状態のことです。

☐ 317 **tachycardia** 【頻脈】
心拍数が1分当たり100以上になった状態です。

☐ 318 **bradycardia** 【徐脈】
心拍数が1分当たり50以下に減少した状態です。

☐ 319 **premature beat** 【期外収縮】
異常な刺激によって、心臓が本来の周期を外れて早く収縮する不整脈のことです。

☐ 320 **increased perspiration** 【発汗の増加】
心筋梗塞の症状の1つとして、冷汗 (cold sweat) を伴うことがあります。

Unit 1

☐ Day 21

Listen 》CD-41

☐ 321 ★ ❶発音注意
electrocardiogram
[ilèktrouká:rdiəgræm]
イレクTロウ**カ**ーディアGラM

名 心電図
- electro-（電気）+ cardio-（心臓）+ -gram（記録、図）
- 名 electrocardiography（心電図検査）

☐ 322 ❶発音注意
echocardiogram
[èkouká:rdiəgræm]
エコウ**カ**ーディアGラM

名 心エコー図
- echo-（超音波）+ cardio-（心臓）+ gram（記録、図）
- 名 echocardiography（心エコー検査）

☐ 323 ★ ❶発音注意
cardiac catheterization
[ká:rdiæk kæθitərizéiʃən]
カーディアK / キャθィタリ**ゼ**イシャン

名 心カテーテル検査
- 名 catheterization（カテーテル法）▶ catheter（カテーテル）
- 略 心カテ

☐ 324 ★
heart failure
[há:rt féiljər]
ハーT / **フェ**イリャー

名 心不全
= cardiac insufficiency

☐ 325 ★ ❶発音注意
angina pectoris
[ændʒáinə péktəris]
アン**ジャ**イナ / **ペ**KタリS

名 狭心症
- 名 angina（〈圧迫感を伴う〉激痛）
- 名 pectoris（胸）

☐ 326 ★ ❶発音注意
myocardial infarction [MI]
[màioká:rdiəl infá:rkʃən]
マイア**カ**ーディアL / イン**ファ**ーKシャン

名 心筋梗塞
- 形 myocardial（心筋〈層〉の）▶ 名 myocardium（心筋層）
- 名 infarction（梗塞）

☐ 327 ★ ❶発音注意
aortic aneurysm
[eió:rtik ænjuərìzm]
エイ**オー**ティK / **ア**ニュアリZM

名 大動脈瘤
- 形 aortic（大動脈の）
- 名 aneurysm（動脈瘤）▶ 形 aneurysmal（動脈瘤の）

☐ 328 ★ ❶発音注意
arteriosclerosis
[ɑ:rtìəriousklìəróusis]
アーティアリオウS**K**リア**ロ**ウシS

名 動脈硬化症
- 形 arteriosclerotic（動脈硬化〈症〉の）
- arterio-（動脈）+ 名 sclerosis（硬化〈症〉）

Cardiology Ward

321 electrocardiogram【心電図】
体表面から導出した心臓の電気活動を記録したものです。

322 echocardiogram【心エコー図】
超音波を用いて、心臓の構造やそこを流れる血液の状況を記録したものです。特に、心臓の大きさや筋肉の厚さ、動き方、弁の状態、血液の流れ方などを観察するために用いられます。

323 cardiac catheterization【心カテーテル検査】
肘や大腿などの静脈、あるいは動脈からカテーテルを挿入して、心臓内の疾患や血流を検査する方法です。

324 heart failure【心不全】
心臓が、十分な量の血液を送り出せなくなった状態です。

325 angina pectoris【狭心症】
心臓の筋肉へ供給される酸素が不足するために起こる、一時的な胸の痛みや圧迫感のことです。

326 myocardial infarction【心筋梗塞】
心臓に血液を供給する冠動脈の梗塞によって、心筋に十分な血液が送られなくなるために起こります。

327 aortic aneurysm【大動脈瘤】
胸部大動脈あるいは腹部大動脈の径が拡大し、こぶ状になったものです。破裂すると大量に出血するため、致死率はかなり高くなります。破裂する前に、大きな動脈瘤のある部分を手術で人工血管に取り替えることもあります。

328 arteriosclerosis【動脈硬化症】
動脈の壁が肥厚して硬化し、それによって引き起こされるさまざまな病態です。

Unit 1

Listen))) CD-42

329 intake and output
[ínteik ənd áutpùt]
インテイK / アンD / アウTプT

名 水分出納
- 名 intake (摂取量)
- 名 output (生産量、出力)

330 ★ complete bed rest [CBR]
❶発音注意
[kəmplíːt béd rést]
カMPリーT / ベD / レST

名 絶対(床上)安静
- 形 complete (完全な)
- 名 bed rest (床上安静)

331 ★ diuretic
❶発音注意
[dàijuərétik]
ダイユアレティK

名 利尿薬　形 利尿の
- 名 diuresis (利尿、利尿作用)

332 ★ vasodilator
❶発音注意
[vèisoudailéitər]
ヴェイソウダイレイター

名 血管拡張薬
- vaso- (脈管、血管) + dilator (拡張薬、拡張器)

333 cardiotonic
[kàːrdiətánik]
カーディアタニK

名 強心薬
- = inotropic agents
- cardio- (心臓) + 名 tonic (強壮薬)

334 ★ defibrillation
❶発音注意
[diːfìbrəléiʃən]
ディーフィBラレイシャン

名 除細動
- 動 defibrillate (〈心臓〉の細動を止める)
- 例 automated external defibrillator [AED] (自動体外式除細動器)

335 alleviating anxiety
[əlíːvièitiŋ æŋzáiəti]
アリーヴィエイティンG / アンGザイアティ

名 不安の軽減
- 動 alleviate (〜を軽減する)
- 名 anxiety (不安)

336 lifestyle modification
[láifstàil màdəfikéiʃən]
ライFSタイL / マダフィケイシャン

名 生活習慣の変更
- 名 lifestyle (生活習慣)
- 名 modification (修正、変更)
- 名 lifestyle-related disease (生活習慣病)

Cardiology Ward

Glossary 329-336

> 看護師たんは、患者たんの「不安の軽減」をいちゅも心掛けていないとらめよのさ。

□ 329 intake and output【水分出納】
しばしばI&Oと表記されます。水分の過剰摂取は心不全を誘発する危険性を高めるので、患者の水分の摂取と出ていく量をしっかり観察する必要があります。

□ 330 complete bed rest【絶対安静】
ベッド上仰臥位で、患者自身は日常生活すべてにおいて一切体を動かさないという、最も高度な安静度を指します。

□ 331 diuretic【利尿薬】
尿の排泄を促進させる薬です。心不全では、全身の血液の巡りが悪くなり、体内の水分量が増えてさらに心臓に負担がかかるため、利尿薬で尿量を増やします。

□ 332 vasodilator【血管拡張薬】
血管の拡張をもたらす薬です。心臓から血液を送りやすくするために用いられます。

□ 333 cardiotonic【強心薬】
心機能不全を回復させ、心筋の収縮力を高める薬（ジキタリス配糖体など）です。

□ 334 defibrillation【除細動】
心室細動（ventricular fibrillation [VF]）あるいは心房細動（atrial fibrillation [AF]）が起きたときは、除細動（カウンターショック、心臓に電気を通して不整脈を除去すること）を行い、正常な調律に回復させます。

□ 335 alleviating anxiety【不安の軽減】
心臓発作を起こした患者は、次の発作に対する恐怖を抱きます。看護師は、そばについていること、何かあってもすぐに対応できることなどを患者に伝えて、不安の軽減を図ります。

□ 336 lifestyle modification【生活習慣の変更】
生活習慣によって、心臓病が起きることがあります。その場合、患者には生活習慣の見直し、変更が求められます。

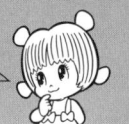

Unit 2

呼吸器科病棟
Pulmonology Ward

☐ Day 22

Listen)) CD-43

☐ 337 ★

nasal cavity

[néizəl kǽvəti]
ネイザL / キャヴァティ

名 鼻腔（びくう）
- 形 nasal（鼻の）
- 名 cavity（空洞、腔）
- 名 nose（鼻）

☐ 338 ★ ❶発音注意

pharynx

[fǽriŋks]
ファリンGKS

名 咽頭（いんとう）
- 複 pharynges
- 形 pharyngeal（咽頭の）

☐ 339 ★

larynx

[lǽriŋks]
ラリンGKS

名 喉頭（こうとう）
- 複 larynges
- 形 laryngeal（喉頭の）

☐ 340 ★

upper airway

[ʌ́pər ɛ́ərwèi]
アパー / エアーウェイ

名 上気道
- ⇔ lower airway（下気道）
- 形 upper（上部の）
- 名 airway（気道）

☐ 341 ★

trachea

[tréikiə]
Tレイキア

名 気管
- ＝windpipe
- 複 tracheae、tracheas
- 形 tracheal（気管の）

☐ 342 ★ ❶発音注意

bronchus

[bráŋkəs]
BランGカS

名 気管支
- L *bronchium*
- 複 bronchi
- 形 bronchial（気管支の）

☐ 343 ★

lung

[lʌ́ŋ]
ランG

名 肺
- L *pulmo* ▶ 形 pulmonary（肺の）

☐ 344 ★ ❶発音注意

diaphragm

[dáiəfræm]
ダイアFラM

名 横隔膜（おうかくまく）
- L *diaphragma* ▶ 形 diaphragmatic（横隔膜の）

Glossary 337-344
Pulmonology Ward

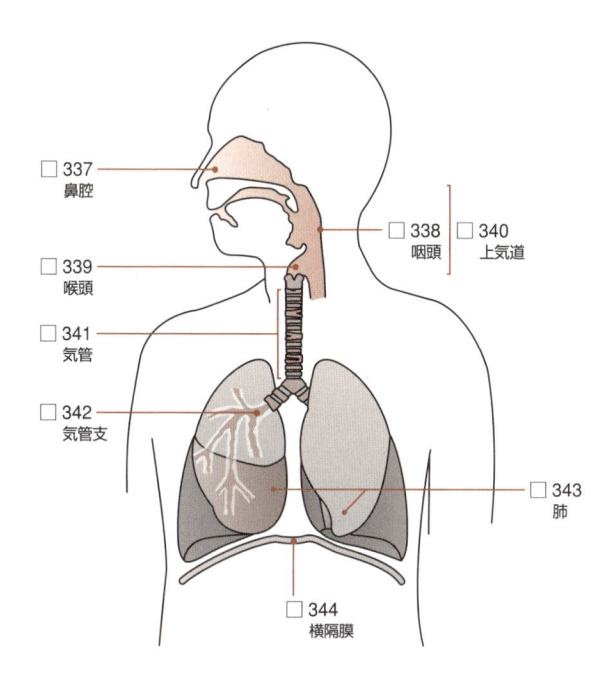

- 337 鼻腔
- 338 咽頭
- 339 喉頭
- 340 上気道
- 341 気管
- 342 気管支
- 343 肺
- 344 横隔膜

- 337 **nasal cavity**（鼻中隔で左右に分離された外鼻孔から後鼻孔に通じる腔）
- 338 **pharynx**（鼻腔・口腔の奥にあり、約13cmほどの管状の空間とその壁を指す）
- 339 **larynx**（咽頭と気管の間にある気道の一部）
- 340 **upper airway**（鼻孔あるいは口腔から喉頭までの部分）
- 341 **trachea**（長さ約11cm、直径2cmほどの、肺へ空気を運ぶ気道）
- 342 **bronchus**（肺内にある太い気道で、この中を吸入気と呼出気が通る）
- 343 **lung**（胸郭に囲まれた胸腔内にある左右の臓器）
- 344 **diaphragm**（胸腔と腹腔の間にあるドーム状の骨格筋組織。呼吸をするための骨格筋で構成されている）

Unit 2

☐ Day 22

Listen)) CD-44

☐ 345 ★ cough
[kɔ́ːf]
コーF

名 咳、咳嗽　**動** 咳をする
例 cough reflex (咳反射)

☐ 346 ★ sputum　❶発音注意
[spjúːtəm]
Sピュータム

名 喀痰、痰
= expectoration　≒ phlegm
複 sputa
例 green sputum (緑色痰)

☐ 347 ★ dyspnea　❶発音注意
[dispníːə]
ディSPニーア

名 呼吸困難
= shortness of breath [SOB]
➕ dys- (変質、異常) + -pnea (呼吸)
➕ [díspniə]という発音もある。

☐ 348 ★ hemoptysis　❶発音注意
[himáptəsis]
ヒマPタシS

名 喀血
= spitting up blood
➕ hemo- (血液) + -ptysis (吐出、喀出)

☐ 349 ★ apnea　❶発音注意
[ǽpniə]
アPニーア

名 無呼吸
形 apneic (無呼吸の)
例 sleep apnea syndrome (睡眠時無呼吸症候群)

☐ 350 ★ atelectasis　❶発音注意
[æ̀təléktəsis]
アタレKタシS

名 無気肺
形 atelectic (無気肺の)
慣 アテレク

☐ 351 ★ wheeze
[hwíːz]
Hウィ—Z

名 喘鳴、ゼイゼイいう息　**動** ゼイゼイ息をする
例 asthmatoid wheeze (喘息様喘鳴)

☐ 352 ★ hoarse voice
[hɔ́ːrs vɔ́is]
ホーS / ヴォイS

名 嗄声、かれ声
= hoarseness、trachyphonia
➕ **形** hoarse (嗄声の、かれ声の)

Glossary 345-352
Pulmonology Ward

> 喫煙は呼吸器疾患ばかりでなく、癌、循環器・消化器疾患の危険因子でもある。

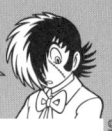

☐ 345 cough 【咳】
痰を伴わない乾性咳嗽 (dry cough) と、痰を伴う湿性咳嗽 (wet cough) があります。

☐ 346 sputum 【喀痰】
口から出された気道内の分泌物や、炎症による浸出物、気道内に侵入した微生物などを含んだものです。

☐ 347 dyspnea 【呼吸困難】
呼吸の際に、苦しさや努力感などの自覚症状を有する状態です。

☐ 348 hemoptysis 【喀血】
咳とともに気道または肺から吐き出される、鮮紅色の大量出血のことです。

☐ 349 apnea 【無呼吸】
呼息位における自発呼吸運動の停止をこう呼びます。睡眠時無呼吸症候群では、10秒以上呼吸が停止した状態を指します。

☐ 350 atelectasis 【無気肺】
肺の一部、また全部の肺胞内の空気が換気されない状態を指します。

☐ 351 wheeze 【喘鳴】
肺聴診上の副雑音です。ゼーゼー、ヒューヒューという音のことです。気管支喘息や気管支炎による気道圧迫などで発生します。

☐ 352 hoarse voice 【嗄声】
音声の3要素 (高さ、強さ、質) の1つである音質の障害です。かれ声、しわがれ声とも表現されます。声帯の炎症や腫瘍などが原因です。

Unit 2

☐ Day 23

Listen)) CD-45

353 ★
blood gas analysis
[blʌ́d gǽs ənǽləsis]
Bラッド / ギャS / アナラシS

名 血液ガス分析
- 名 blood gas (血液ガス)
- 名 analysis (分析、分解)

354
sputum culture
[spjúːtəm kʌ́ltʃər]
SピュータM / カLチャー

名 喀痰培養
- sputum (痰)
- culture (培養、栽培)

355 ❶発音注意
bronchofiberscope
[brɑ̀ŋkoufáibərskòup]
BランGコウファイバーSコウP

名 気管支内視鏡
- broncho- (気管支) + 名 fiberscope (内視鏡、ファイバースコープ)
- bronchofiberscopy (気管支内視鏡検査)

356 ★
pulmonary function
[pʌ́lmənèri fʌ́ŋkʃən]
パLマネリ / ファンGKシャン

名 肺機能
- 形 pulmonary (肺の)
- 名 function (機能)
- 例 pulmonary function test (肺機能検査)

357 ★ ❶発音注意
bronchitis
[brɑŋkáitis]
BランGカイティS

名 気管支炎
- broncho- (気管支) + -itis (炎症)

358 ❶発音注意
bronchial asthma
[brɑ́ŋkiəl ǽzmə]
BランGキアL / アZマ

名 気管支喘息
= asthma
- 形 bronchial (気管支の)
- 名 asthma (喘息)

359 ★ ❶発音注意
pneumonia
[njumóunjə]
ニュモウニャ

名 肺炎
- pneumon- (肺、肺炎) + -ia (病的症状)

360 ★ ❶発音注意
tuberculosis [TB]
[tjubəːrkjulóusis]
テュバーキュロウシS

名 結核
- 形 tuberculous (結核性の)
- 例 pulmonary tuberculosis (肺結核)
- 略 テーベー

Glossary 353-360
Pulmonology Ward

□ 353 **blood gas analysis**【血液ガス分析】
血液中に含まれる酸素や二酸化炭素の量、あるいは pH を測定する検査です。

□ 354 **sputum culture**【喀痰培養】
採取した喀痰中の微生物を、寒天培地で培養検査することです。

□ 355 **bronchofiberscope**【気管支内視鏡】
気管や肺の内部を観察するために、口から挿入する細い管です。

□ 356 **pulmonary function**【肺機能】
換気やガス交換といった肺の生理機能のことです。

□ 357 **bronchitis**【気管支炎】
太い気道である気管から枝分かれした、左右の気管支に起こる炎症です。

□ 358 **bronchial asthma**【気管支喘息】
アレルギー反応などによって慢性的に気管支が炎症を起こして、狭窄によって発作的な喘鳴、咳などの症状を来す呼吸器疾患です。

□ 359 **pneumonia**【肺炎】
さまざまな病原菌の感染によって、肺に炎症が起きている状態です。

□ 360 **tuberculosis**【結核】
結核菌によって、肺を主病巣とし体内各所に引き起こされる感染症です。

Unit 2

☐ Day 23

Listen))) CD-46

361 ★
pulmonary embolism [PE]
[pÁlmənèri émbəlizm]
パLマネリ / エMバリZM

名 肺塞栓症
- 形 pulmonary (肺の)
- 名 embolism (塞栓症)

362 ★ ❶発音注意
emphysema
[èmfəsí:mə]
エMファシーマ

名 肺気腫
= pulmonary emphysema

363 ★
COPD
[síːóupíːdíː]
シーオゥピーディー

名 慢性閉塞性肺疾患
= chronic obstructive pulmonary disease [kránik əbstráktiv pÁlmənèri dizíːz]

364 ★ ❶発音注意
pleural fluid
[plúərəl flúːid]
PルアラL / FルーイD

名 胸水
= pleural effusion
- 形 pleural (胸膜の)
- 名 fluid (流動体、体液)

365 ★ ❶発音注意
postural drainage
[pástʃərəl dréinidʒ]
パSチャラL / DレイニジDレイニジ

名 体位ドレナージ
- 形 postural (体位の)
- 名 drainage (ドレナージ、排液)

366 ★ ❶発音注意
thoracic drainage
[θɔːrǽsik dréinidʒ]
θォーラシK / Dレイニジ

名 胸腔ドレナージ
= thoracic suction
- 形 thoracic
- 名 drainage (ドレナージ、排液)

367 ★
expectorant
[ikspéktərənt]
イKSペKタランT

名 去痰薬
- 名 expectoration (喀痰)

368 ★
airway maintenance
[ɛ́ərwèi méintənəns]
エアーウェイ / メインタナンS

名 気道確保
= airway management

Glossary 361-368
Pulmonology Ward

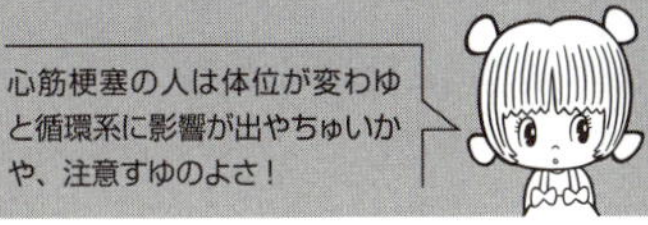

> 心筋梗塞の人は体位が変わゆと循環系に影響が出やちゅいかや、注意すゆのよさ！

□ 361 pulmonary embolism 【肺塞栓症】
肺塞栓症は、血液の塊（血栓）などによって、肺動脈が突然ふさがる病気です。

□ 362 emphysema 【肺気腫】
肺を構成する3億の小さな空気の袋（肺胞）の多くが過度に拡張して元に戻らなくなり、その壁が破壊される病気です。

□ 363 COPD 【慢性閉塞性肺疾患】
肺気腫か慢性気管支炎、もしくはこの両方によって起こる持続的な気道の閉塞状態のことです。

□ 364 pleural fluid 【胸水】
胸膜腔に液体が異常に溜まった状態で、原因は肺炎、癌、心不全、肝硬変などさまざまです。

□ 365 postural drainage 【体位ドレナージ】
患者の体位を利用して、排痰を促す処置です。

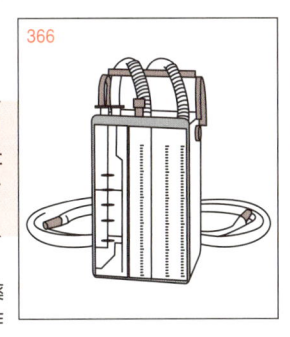

□ 366 thoracic drainage 【胸腔ドレナージ】
胸腔内に貯留した空気や血液を体外に排出するために、胸腔内に右図のようなカテーテルを挿入・留置して行う吸引法です。

□ 367 expectorant 【去痰薬】
気管支分泌物を増加させ、その排出を促進する薬です。粘液溶解作用、粘液調整作用、蛋白分解作用、界面活性作用を示すものが含まれます。

□ 368 airway maintenance 【気道確保】
心肺脳蘇生法における一次救命処置の1つです。

Unit 3　消化器科病棟
Gastroenterology Ward

☐ Day 24

Listen ♪) CD-47

☐ 369
salivary gland　❶発音注意
[sǽləvèri glænd]
サラヴェリ / Gランド

名 唾液腺
- ➕ 形 salivary（唾液の）▶ 名 saliva（唾液）
- ➕ 名 gland（腺、体液を分泌・排泄する器官）

☐ 370 ★
esophagus　❶発音注意
[isάfəgəs]
イサファガS

名 食道
- 複 esophagi
- 形 esophageal（食道の）▶ 例 esophageal cancer（食道癌）

☐ 371 ★
stomach
[stʌ́mək]
Sタマ K

名 胃
- G gaster
- 形 gastric（胃の）▶ 例 gastric cancer（胃癌）

☐ 372 ★
duodenum　❶発音注意
[djùːədíːnəm]
デューアディーナM

名 十二指腸
- 複 duodena
- L duodenum（12）
- 形 duodenal（十二指腸の）

☐ 373 ★
liver
[lívər]
リヴァー

名 肝臓
- L hepar ▶ hepat-（肝臓）▶ 例 hepatitis（肝炎）
- 形 hepatic（肝の、肝性の）

☐ 374 ★
gallbladder　❶発音注意
[gɔ́ːlblædər]
ゴーLBラダー

名 胆嚢
- ＝ gall bladder
- L vesica biliaris
- ➕ 胆汁を貯蔵する袋。

☐ 375 ★
pancreas　❶発音注意
[pǽnkriəs]
パンKリアS

名 膵臓
- 複 pancreata
- 形 pancreatic（膵臓の）▶ 例 pancreatic cancer（膵臓癌）

☐ 376 ★
small intestine
[smɔ́ːl intéstin]
SモーL / インテSティン

名 小腸
- ＝ small bowel
- L intestinum tenue

Glossary 369-376
Gastroenterology Ward

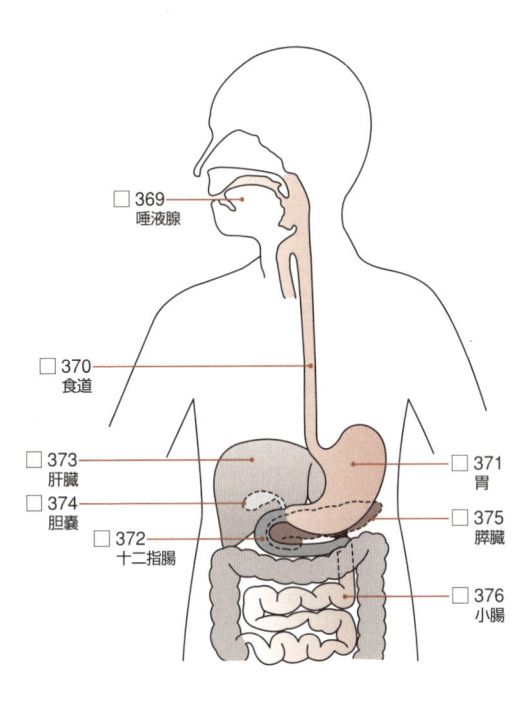

- 369 唾液腺
- 370 食道
- 373 肝臓
- 374 胆嚢
- 372 十二指腸
- 371 胃
- 375 膵臓
- 376 小腸

- ☐ 369 **salivary gland**（粘液、漿液、および消化酵素を口腔に分泌する外分泌腺の総称）
- ☐ 370 **esophagus**（咽頭から胃までの間にある消化管）
- ☐ 371 **stomach**（消化管の最も大きく膨らんだ部位）
- ☐ 372 **duodenum**（胃の幽門部から続く、小腸の最初の部分）
- ☐ 373 **liver**（消化腺の1つで、人体内で最大の臓器）
- ☐ 374 **gallbladder**（肝臓の下面の陥没部分にある嚢状の臓器）
- ☐ 375 **pancreas**（胃の後方で、上腹部を横走する灰桃色の腺組織）
- ☐ 376 **small intestine**（十二指腸、空腸、回腸から構成される）

Unit 3

□ Day 24

Listen 》CD-48

□ 377 ★
large intestine

[láːrdʒ intéstin]
ラージ / イン**テ**Sティン

名 大腸
= large bowel
Ⓛ *intestinum crassum*

□ 378　❶発音注意
cecum

[síːkəm]
シーカM

名 盲腸
= blind gut
形 cecal (盲腸の)

□ 379 ★
appendix

[əpéndiks]
ア**ペ**ンディKS

名 虫垂
= appendix vermiformis
複 appendices
形 appendiceal (虫垂の)

□ 380 ★
rectum

[réktəm]
レKタM

名 直腸
複 recta、rectums
形 rectal (直腸の)

□ 381 ★
stomachache

[stÁməkèik]
S**タ**マKエィK

名 胃痛
= gastralgia

□ 382 ★
constipation

[kÀnstəpéiʃən]
カンS**タ**ペイシャン

名 便秘
= costiveness
動 constipate (～を便秘させる) ▸ 例 I'm constipated. (便秘しています)

□ 383 ★　❶発音注意
diarrhea

[dàiəríːə]
ダイア**リ**ーア

名 下痢
⊕ dia- (～を通って) + -rrhea (流出)

□ 384 ★　❶発音注意
anorexia

[æ̀nəréksiə]
アナ**レ**Kシア

名 食欲不振
= no appetite
⊕ a- (無、不) + -orexia (食欲)
例 anorexia nervosa (神経性食思不振症)

Glossary 377-384
Gastroenterology Ward

GI tract（消化管）の GI とは **g**astro**i**ntestinal（胃腸の）の略なのだ。

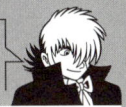

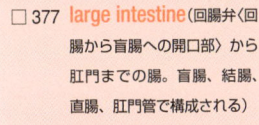

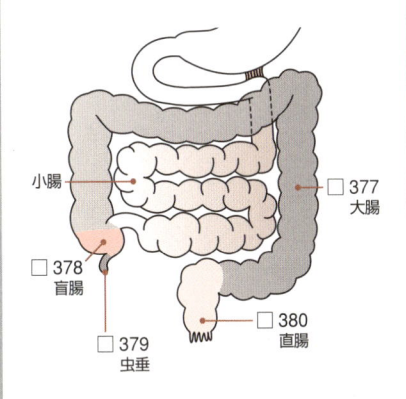

- ☐ 377 **large intestine**（回腸弁〈回腸から盲腸への開口部〉から肛門までの腸。盲腸、結腸、直腸、肛門管で構成される）
- ☐ 378 **cecum**（回腸末端から下方にある袋状の部分）
- ☐ 379 **appendix**（盲腸から伸びる、長さ約8cmの小突起）
- ☐ 380 **rectum**（S字結腸に続く大腸の終わりの部分）

小腸
☐ 377 大腸
☐ 378 盲腸
☐ 379 虫垂
☐ 380 直腸

☐ 381 **stomachache**【胃痛】
胃液が大量に出たときや、胃の粘膜が薄くなって炎症を起こしたり、胃の筋肉が痙攣を起こしたりしたときに生じます。

☐ 382 **constipation**【便秘】
排便の回数が少なかったり、便の量自体が減っていたり、便の水分量が少なかったりして、排便が順調に行われない状態を指します。

☐ 383 **diarrhea**【下痢】
健康時の便に比べて非常に緩い、粥状あるいは液体状の便のことです。軟便（soft stool）、泥状便（caddy stool）、水様便（watery stool）とも言います。会話などでは have loose bowels（おなかが緩い）という表現も使われます。

☐ 384 **anorexia**【食欲不振】
食物に対する欲求が減退した状態です。消化器疾患の症状の一種と、心因性のものとに分けられます。

Day 25

385 ★ nausea ❶発音注意
[nɔ́:ziə] ノージア

名 吐き気、悪心、むかつき
- 例 nausea gravidarum (つわり)

386 ★ vomiting
[vámitiŋ] ヴァミティンG

名 嘔吐
- = emesis

387 ★ bloody stool
[bládi stú:l] Bラディ / Sトゥール

名 血便
- = hematochezia

388 ★ ascites ❶発音注意
[əsáiti:z] アサイティーZ

名 腹水
- = hydroperitoneum、abdominal dropsy、intra-peritoneal fluid (腹腔内貯留液)

389 ★ jaundice ❶発音注意
[dʒɔ́:ndis] ジョーンディS

名 黄疸
- = icterus

390 abnormal bowel sound
[æbnɔ́:rməl báuəl sáund] アBノーマL / バウアL / サウンD

名 異常腸音
- ⊕ 形 abnormal (異常な)
- ⊕ 名 bowel (腸)

391 ★ anemia ❶発音注意
[əní:miə] アニーミア

名 貧血
- 形 anemic (貧血の)
- ⊕ an- (無、不) + -emia (血液)

392 metastatic lesion ❶発音注意
[mètəstǽtik lí:ʒən] メタSタティK / リージャン

名 転移巣
- ⊕ 形 metastatic (転移の) ▶ 名 metastasis (転移)
- ⊕ 名 lesion (病変、病巣)

Glossary 385-392
Gastroenterology Ward

□ 385 **nausea**【吐き気】
嘔吐 (vomiting) [386] が起こりそうな不快な感覚のことです。

□ 386 **vomiting**【嘔吐】
胃の内容物が口から吐き出される運動をこう呼びます。

□ 387 **bloody stool**【血便】
鮮血が付着した便のことです。多くの場合、下部消化管の病変からの出血です。上部消化管の病変からの出血の場合は、しばしばタール状便 (tarry stool) となります。

□ 388 **ascites**【腹水】
蛋白質を含む体液が、腹腔に異常な量蓄積した状態です。肝疾患の患者によくみられ、一般には肝硬変でしばしば生じます。

□ 389 **jaundice**【黄疸】
ビリルビン (bilirubin) が異常に貯留するために全身の組織、皮膚、体液などが黄染する状態です。

□ 390 **abnormal bowel sound**【異常腸音】
腸が発する音に異常が認められることです。これによって病気を予見できます。

□ 391 **anemia**【貧血】
血液中のヘモグロビン濃度が基準値 (reference value) 下限よりも低下した状態です。体内の鉄不足や消化管の出血、薬剤などによって引き起こされます。成人男子では13.0g/dL、女子では12.0g/dL以下が貧血です。

□ 392 **metastatic lesion**【転移巣】
腫瘍細胞が、原発巣 (primary lesion) から移動して発育を続ける部分のことです。

Unit 3

☐ Day 25

Listen 🎵 CD-50

☐ 393 ★ ❶発音注意
endoscope
[éndəskòup]
エンダSコウP

名 内視鏡
- ➕ 名 endoscopy（内視鏡検査）

☐ 394 ★ ❶発音注意
esophageal varices
[isàfədʒíːəl véərəsìːz]
イサファジーアL / ヴェアラシーZ

名 食道静脈瘤
- ➕ 形 esophageal（食道の）
- ➕ varicesは 名 varix（静脈瘤）の複数形。

☐ 395 ★ ❶発音注意
gastric ulcer
[gǽstrik ʌ́lsər]
ギャSTリK / アLサー

名 胃潰瘍
- ➕ 形 gastric（胃の）
- ➕ 名 ulcer（潰瘍）

☐ 396 ★
gastric irrigation
[gǽstrik ìrəgéiʃən]
ギャSTリK / イラゲイシャン

名 胃洗浄
- ＝ gastric lavage
- ➕ 形 gastric（胃の）
- ➕ 名 irrigation（洗浄、灌注）

☐ 397 ★
hepatitis
[hèpətáitis]
ヘパタイティS

名 肝炎
- ➕ hepat-（肝）＋ -itis（炎症）
- 例 hepatitis A（A型肝炎）

☐ 398 ★ ❶発音注意
cirrhosis
[siróusis]
シロウシS

名 肝硬変、硬変（症）
- ＝ liver cirrhosis
- 形 cirrhotic（硬変の）
- 例 alcoholic cirrhosis（アルコール性肝硬変）

☐ 399 ★ ❶発音注意
hepatic encephalopathy
[hipǽtik ensèfəlápəθi]
ヒパティK / エンセファラパθィ

名 肝性脳症
- ➕ 形 hepatic（肝臓の）
- ➕ 名 encephalopathy（脳症、脳障害）▸ encephalo-（脳）＋ -pathy（病的状態）

☐ 400 ★ ❶発音注意
cholecystitis
[kòulisistáitis]
コウリシSタイティS

名 胆嚢炎
- ＝ inflammation of the gallbladder
- ➕ cholecyst（胆嚢）＋ -itis（炎症）

Glossary 393-400
Gastroenterology Ward

> 肝硬変は、症状が少ない初期から多様な症状を示す進行期まで、変化に富む全身性疾患だ。

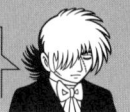

□ 393 **endoscope** 【内視鏡】
臓器の内部を検査するためのファイバースコープなどの観察器械です。

□ 394 **esophageal varices** 【食道静脈瘤】
食道内壁の静脈が拡張して出血しやすくなることです。

□ 395 **gastric ulcer** 【胃潰瘍】
ピロリ菌や胃酸などによって、胃の粘膜が傷つけられ、粘膜や組織が潰瘍化することです。

□ 396 **gastric irrigation** 【胃洗浄】
人体に有害な物質を誤食・誤飲したときや、胃内部で出血したときなど、胃チューブを挿管して胃に残る物質を除去する目的で行われる処置です。

□ 397 **hepatitis** 【肝炎】
さまざまな原因で起こる肝臓の炎症です。

□ 398 **cirrhosis** 【肝硬変】
Ｂ型やＣ型肝炎などによって、肝臓が硬く変性して機能しなくなった状態です。

□ 399 **hepatic encephalopathy** 【肝性脳症】
正常であれば肝臓で除去されるはずの毒性物質が血液中に増えたために、脳の機能が低下する病気です。

□ 400 **cholecystitis** 【胆嚢炎】
胆嚢壁の炎症で、多くは胆嚢管をふさいでいる胆石が原因です。

Unit 3

☐ Day 26

Listen)) CD-51

---

401 ★ ❶発音注意
pancreatitis
[pæ̀nkriətáitis]
パンKリア**タ**イティS

膵(臓)炎
➕ pancreat- (膵臓) + -itis (炎症)

---

402 ★ ❶発音注意
ileus
[íliəs]
イリアS

腸閉塞(症)、イレウス
= intestinal obstruction

---

403 ★ ❶発音注意
ulcerative colitis [UC]
[ʌ́lsərèitiv kəláitis]
アLサレイティ V / カ**ラ**イティS

潰瘍性大腸炎
➕ 形 ulcerative (潰瘍性の)
➕ 名 colitis (大腸炎) ▶ col- (結腸、腸) + -itis (炎症)

---

404 ★ ❶発音注意
appendicitis
[əpèndisáitis]
アペンディ**サ**イティS

虫垂炎
➕ appendic- (虫垂) + -itis (炎症)

---

405 ❶発音注意
skin turgor
[skín tə́ːrgər]
S**キ**ン / **タ**ーガー

皮膚緊張感、トルゴール
≒ fullness
➕ 名 turgor (緊張、膨脹)

---

406 ❶発音注意
peristalsis
[pèrəstɔ́ːlsis]
ペラS**トー**LシS

蠕動
= vermicular movement

---

407 ★ ❶発音注意
barium enema [BE]
[béəriəm énəmə]
ベアリアM / **エ**ナマ

バリウム注腸
➕ 名 barium (バリウム)
➕ 名 enema (浣腸、注腸)

---

408 ★
ostomy care
[ástəmi kέər]
アSタミ / **ケ**アー

人工瘻ケア
➕ 名 ostomy (瘻造設術、吻合術) ▶ L ostium (口) に由来。

Glossary 401-408
Gastroenterology Ward

□ 401 **pancreatitis**【膵炎】
胆道疾患（胆石症）やアルコール摂取などが原因で起こる膵臓の炎症です。特発性（原因不明）のものとして起こることもあります。

□ 402 **ileus**【腸閉塞】
腸内容物の通過障害が起こり、腸液、ガス、糞便などが腸内腔に詰まった状態です。

□ 403 **ulcerative colitis**【潰瘍性大腸炎】
大腸に炎症が起こり、潰瘍を形成する慢性疾患で、出血性の下痢や腹部の激しい痛み、発熱を伴う発作を起こします。

□ 404 **appendicitis**【虫垂炎】
虫垂 (appendix) [379] は小腸から大腸への移行部近くに突き出た、指の形をした小さな管です。虫垂炎はこの部分に炎症と感染症が起きた状態です。

□ 405 **skin turgor**【皮膚緊張感】
脱水の診断に際し、舌の乾燥とともに有用な身体所見です。

□ 406 **peristalsis**【蠕動】
腸などの管状の臓器の運動で、管が交互に環状収縮と弛緩を繰り返し、内容物を前進させます。腸の病気によって蠕動が消失したり、亢進したりするので、動きをしっかり確認する必要があります。

□ 407 **barium enema**【バリウム注腸】
X線撮影のために、造影剤であるバリウムを腸に注入することです。

□ 408 **ostomy care**【人工瘻ケア】
ostomy とは、人工肛門や、人工膀胱を腹部に造設することです。医学的なサポートのみでなく、精神的、社会的サポートが必要となります。

Chapter 1

Chapter 2

Chapter 3

Chapter 4

Unit 4

脳神経科病棟
Neurology Ward

☐ Day 26

Listen)) CD-52

☐ 409 ★ ❶発音注意
cerebrum
[sərí:brəm]
サリーBラM

名 大脳
- **複** cerebra、cerebrums
- ⊕ [sérəbrəm]という発音もある。

☐ 410 ★ ❶発音注意
diencephalon
[dàiensévəlàn]
ダイエンセファラン

名 間脳
- **複** diencephala
- ⊕ dia-（〜を通って）+ **名** encephalon（脳）

☐ 411 ★ ❶発音注意
midbrain
[mídbrèin]
ミDBレイン

名 中脳
- ＝mesencephalon

☐ 412 ★
pons
[pánz]
パンZ

名 橋
- ＝pons cerebelli（脳橋）
- **複** pontes

☐ 413 ★ ❶発音注意
medulla oblongata
[mədʌ́lə àblɔ:ŋɡáːtə]
マダラ / アBローンGガータ

名 延髄
- ＝oblongata、myelencephalon（髄脳）
- ⊕ **名** medulla（髄質）
- ⊕ **名** oblongata（延髄）

☐ 414 ★ ❶発音注意
cerebellum
[sèrəbéləm]
セラベラM

名 小脳
- **複** cerebella
- **形** cerebellar（小脳の）

☐ 415 ★
central nervous system [CNS]
[séntrəl nə́:rvəs sístəm]
センTラL / ナーヴァS / シSタM

名 中枢神経系
- ⊕ **形** central（中枢の）▶⇔ peripheral（末梢の）
- ⊕ **形** nervous（神経の）

☐ 416 ★ ❶発音注意
peripheral nervous system [PNS]
[pərífərəl nə́:rvəs sístəm]
パリファラL / ナーヴァS / シSタM

名 末梢神経系
- ⊕ **形** peripheral（末梢の）▶⇔ central（中枢の）
- ⊕ **形** nervous（神経の）

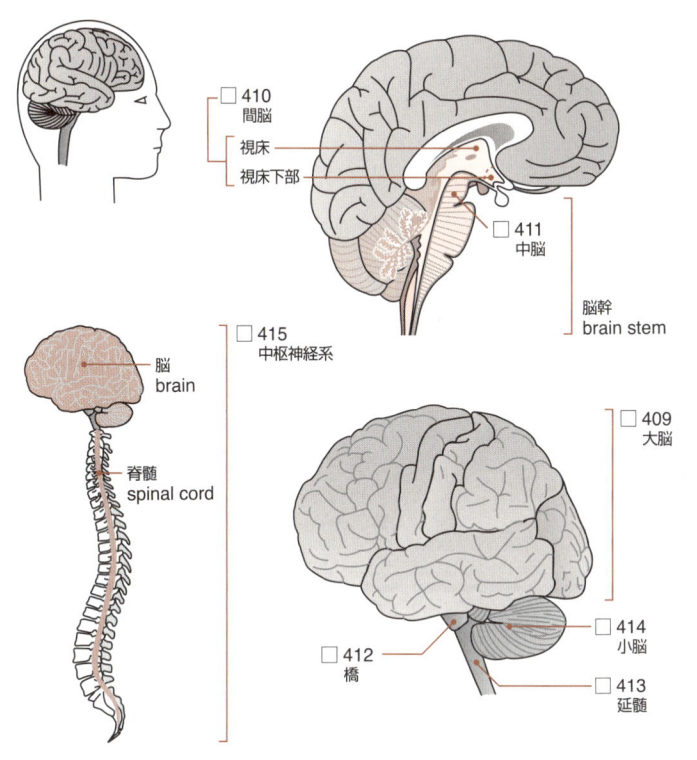

Glossary 409-416
Neurology Ward

記憶や学習に重要な役割を果たすのは、大脳辺縁系の海馬 (hippocampus) という部分だ。

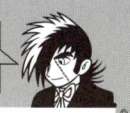

- 410 間脳
  - 視床
  - 視床下部
- 411 中脳
- 脳幹 brain stem
- 415 中枢神経系
- 脳 brain
- 脊髄 spinal cord
- 409 大脳
- 412 橋
- 414 小脳
- 413 延髄

- ☐ 409 **cerebrum**（脳の大脳皮質と基底核を含む範囲）
- ☐ 410 **diencephalon**（大脳半球と脳幹の間に位置する）
- ☐ 411 **midbrain**（間脳と橋の間に位置し、脳幹の最上部を成す）
- ☐ 412 **pons**（中脳と延髄の間の脳幹部で、小脳の前側にある）
- ☐ 413 **medulla oblongata**（脳幹の一部で最も下方に位置する）
- ☐ 414 **cerebellum**（橋と延髄の後ろにある脳塊）
- ☐ 415 **central nervous system**（脳と脊髄を指す）
- ☐ 416 **peripheral nervous system**（中枢神経と身体末梢部を連絡する神経伝達路）

Unit 4

☐ Day 27

Listen)) CD-53

☐ 417 ★ convulsion
[kənvʌ́lʃən]
カン**ヴァ**Lシャン

名 痙攣（けいれん）、引きつけ
= seizure、fit

☐ 418 numbness ❶発音注意
[nʌ́mnis]
ナM=S

名 しびれ、麻痺（まひ）、無感覚
形 numb（しびれた、麻痺した）

☐ 419 ataxia ❶発音注意
[ətǽksiə]
ア**タ**Kシア

名 運動失調、失調
= incoordination
⊕ a-（無、不）+ tax-（配列、順序）+ -ia（〈異常な〉状態）

☐ 420 ★ disorientation
[disɔ̀:riəntéiʃən]
ディS**オ**ーリアン**テ**イシャン

名 失見当識（しつけんとうしき）、見当識障害（けんとうしきしょうがい）
⇔ orientation（見当識）
⊕ **動** disorient（〈人〉に見当識を失わせる）

☐ 421 faint
[féint]
フェインT

名 失神
= syncope
≒ postural syncope（起立性失神）

☐ 422 motor paralysis
[móutər pərǽləsis]
モウター / パ**ラ**ラシS

名 運動麻痺（うんどうまひ）
≒ paralysis
⇔ anesthesia（知覚麻痺）

☐ 423 ★ hemiplegia ❶発音注意
[hèmiplí:dʒiə]
ヘミP**リ**ージア

名 片麻痺（へんまひ）
⊕ hemi-（半分）+ -plegia（麻痺）
⊕ **名** quadriplegia（四肢麻痺）

☐ 424 ★ coma
[kóumə]
コウマ

名 昏睡（こんすい）
形 comatose（昏睡の）
⊕ Ⓖ cōma（深い眠り）に由来。

Neurology Ward

☐ 417 convulsion【痙攣】
顔, 体幹、四肢の激しい痙縮または、連続的痙攣のことです。

☐ 418 numbness【しびれ】
感覚異常、感覚の低下、痛覚過敏などの症状も含まれます。

☐ 419 ataxia【運動失調】
協調運動 (coordinated movement) の障害により、円滑で目的にかなった運動ができないことです。

☐ 420 disorientation【失見当識】
時間の感覚 (今日は何年、何月、何日、何曜日なのか) や、自分の居る場所 (ここはどこなのか)、人の特定などが不確かになることです。

☐ 421 faint【失神】
脳血流の低下により、一時的に意識を消失し、姿勢の維持ができなくなることです。

☐ 422 motor paralysis【運動麻痺】
神経の損傷、または疾病による筋肉の随意運動の喪失を指す語です。

☐ 423 hemiplegia【片麻痺】
片側の上下肢に脱力がみられる状態です。

☐ 424 coma【昏睡】
意識障害の程度を表す用語の1つで、最も高度の障害です。
例 He is in a coma. (彼は昏睡状態です)

Unit 4

☐ Day 27

Listen)) CD-54

425 somnolence ❶発音注意
[sάmnələns]
サMナランs

名 傾眠
= sleepiness (眠気)、drowsiness (嗜眠状態)
⇔ insomnia (不眠)
形 somnolent (傾眠の)

426 ★ loss of consciousness [LOC]
[lɔ́ːs əv kάnʃəsnis]
ローs / アv / **カン**シャs=s

名 意識消失
➕ consciousness (意識) ▶ 形 conscious (意識のある)

427 ★ tremor
[trémər]
T**レ**マー

名 振せん
= shaking

428 ★ dysphasia ❶発音注意
[disféiziə]
ディs**フェ**イジア

名 (完全) 失語症
= aphasia
➕ dys- (変質、異常) + -phasia (言語不全)

429 ★ articulation disorder
[ɑːrtìkjuléiʃən disɔ́ːrdər]
アーティキュ**レ**イシャン / ディ**ソ**ーダー

名 構音障害
= dysarthria
➕ 名 articulation (発言、ろれつ)
➕ 名 disorder (障害、疾患)

430 ★ light reflex
[láit ríːfleks]
ライT / **リ**ーFレKs

名 対光反射
= pupillary reflex (瞳孔反射)
➕ 名 reflex (反射)

431 ★ seizure
[síːʒər]
シージャー

名 (てんかんの) 発作、痙攣
= convulsion

432 ★ delirium ❶発音注意
[dilíəriəm]
ディ**リ**アリアM

名 せん妄
複 deliria
形 delirious (せん妄状態の)

Glossary 425-432
Neurology Ward

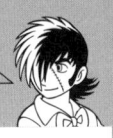

大発作を起こしていたら、下あごに手を当てて、上方にしっかり押し上げ気道を確保しよう。

□ 425 somnolence【傾眠】
軽度の意識障害の1つで、刺激で容易に覚醒するものの、放置すると眠りに至る状態です。

□ 426 loss of consciousness【意識消失】
意識障害の1つで、意識を失った状態です。完全に意識を失った状態は昏睡 (coma) [424] と言います。

□ 427 tremor【振せん】
筋肉の収縮と弛緩が繰り返されたときに起こる、不随意のリズミカルな震えです。

□ 428 dysphasia【失語症】
脳の言語領域の損傷によって、話し言葉や書き言葉を表現したり理解したりする能力が部分的に、または完全に失われる障害です。

□ 429 articulation disorder【構音障害】
言葉を正しく明瞭に発音できない障害です。

□ 430 light reflex【対光反射】
眼に光を当てると瞳孔が小さくなる反応です。

□ 431 seizure【発作】
突然意識を失ったり、痙攣やこわばり、しびれなどによって転倒したり、動作が中断するといった発作です。

□ 432 delirium【せん妄】
突然起こり、良くなったり悪くなったり変動し、見当識障害、注意力と思考力の低下、意識レベルの変化を伴う認識障害です。

Unit 4

□ Day 28

Listen)) CD-55

□ 433 ★
electroencephalogram [EEG]
[ilèktrouenséfələgræm]
イレKTロウエンセファラGラM

名 脳波、脳電図
⊕ electro-（電気）+ encephalo-（脳）+ -gram（記録）

□ 434 ❶発音注意
cerebral angiography
[sərí:brəl ændʒiágrəfi]
サリーBラL / アンジアGラフィ

名 脳血管造影
⊕ 形 cerebral（大脳の、脳の）
⊕ 名 angiography（血管造影）▸ angio-（血管）+ -graphy（記録方法）

□ 435 ★
stroke
[stróuk]
STロゥK

名 脳卒中
= cerebrovascular accident, cerebral apoplexy

□ 436 ★ ❶発音注意
cerebral infarction
[sərí:brəl infáːrkʃən]
サリーBラL / インファーKシャン

名 脳梗塞
= brain infarction
⊕ 形 cerebral（大脳の、脳の）▸ 名 cerebrum（大脳）
⊕ 名 infarction（梗塞）

□ 437 ★ ❶発音注意
cerebral hemorrhage
[sərí:brəl héməridʒ]
サリーBラL / ヘマリジ

名 脳出血
⊕ 形 cerebral（大脳の、脳の）▸ 名 cerebrum（大脳）
⊕ 名 hemorrhage（出血）

□ 438 ★ ❶発音注意
subarachnoid hemorrhage [SAH]
[sʌ̀bəræknɔid hémərid ʒ]
サバラKノイD / ヘマリジ

名 クモ膜下出血
⊕ 形 subarachnoid（クモ膜下腔の）
⊕ 名 hemorrhage（出血）
慣 ザー

□ 439 ★
encephalitis
[ensèfəláitis]
エンセファライティS

名 脳炎
= cerebritis
⊕ encephal-（脳）+ -itis（炎症）
例 Japanese encephalitis（日本脳炎）

□ 440 ★ ❶発音注意
meningitis
[mènindʒáitis]
メニンジャイティS

名 髄膜炎
複 meningitides
⊕ mening-（髄膜）+ -itis（炎症）

Neurology Ward

Glossary 433-440

☐ 433 electroencephalogram 【脳波】
脳で起こっている微弱な電気活動を頭部に付けた電極でとらえ、増幅し、波形として記録したものです。

☐ 434 cerebral angiography 【脳血管造影】
頭部の動脈、静脈、毛細血管の異常を観察するために、頭部の血管にX線を通さない造影剤を注入してX線撮影することです。

☐ 435 stroke 【脳卒中】
脳出血、クモ膜下出血、脳梗塞など、脳血管疾患 (cerebrovascular diseases) 全般を指す名称です。

☐ 436 cerebral infarction 【脳梗塞】
脳に十分な血液と酸素が与えられないために、脳組織が壊死する病気です。

☐ 437 cerebral hemorrhage 【脳出血】
頭蓋内部で起きた出血によって脳組織が障害される病気です。脳出血は、主に脳内出血とクモ膜下出血の2つのタイプがあります。

☐ 438 subarachnoid hemorrhage 【クモ膜下出血】
脳を覆っているクモ膜の間のすき間に、突然出血することです。

☐ 439 encephalitis 【脳炎】
ウイルスまたは各種細菌による脳の炎症で、意識障害や痙攣などを引き起こします。

☐ 440 meningitis 【髄膜炎】
脳や脊髄にある髄膜に、ウイルスや細菌による感染が原因で起きる炎症です。体力が弱っている、あるいはもともと弱い高齢者や子どもに多くみられます。症状としては発熱、嘔吐、頭痛のほか、首が曲がりにくくなる頸部硬直なども挙げられます。

Unit 4

☐ Day 28

Listen))) CD-56

441 ❶発音注意
intracranial pressure [ICP]
[ìntrəkréiniəl préʃər]
インTラクレイニアL / Pレシャー

名 頭蓋内圧
- intra- (内部) + 形 cranial (頭側の、頭の)
- 名 pressure (圧力)

442 ★
cerebral edema
[sərí:brəl idí:mə]
サリーBラL / イディーマ

名 脳浮腫
= brain edema
- 形 cerebral (大脳の、脳の) ▶ 名 cerebrum (大脳)
- 名 edema (浮腫、水腫)

443 ★ ❶発音注意
cerebral aneurysm
[sərí:brəl ænjuərizm]
サリーBラL / アニュアリZM

名 脳動脈瘤
- 形 cerebral (大脳の、脳の) ▶ 名 cerebrum (大脳)
- 名 aneurysm (動脈瘤) ▶ aneurysmal (動脈瘤の)

444 ★
brain tumor
[bréin tjú:mər]
Bレイン / テューマー

名 脳腫瘍
- 名 tumor (腫瘍) ▶ 例 malignant tumor (悪性腫瘍)、benign tumor (良性腫瘍)

445 ★
Alzheimer disease
[á:ltshaimər dizí:z]
アーLTSハイマー / ディジーZ

名 アルツハイマー病
- Alzheimer ▶ Alois Alzheimer (ドイツの神経科医。1864-1915)

446 ★
dementia
[diménʃiə]
ディメンシア

名 認知症
例 senile dementia (老年認知症)、epileptic dementia (てんかん性認知症)

447 ★
epilepsy
[épəlèpsi]
エパレPシ

名 てんかん
= epilepsia
形 epileptic (てんかんの)
俗 エピ

448 ★
Glasgow Coma Scale [GCS]
[glǽsgou kóumə skéil]
GラSゴウ / コウマ / SケイL

名 グラスゴー昏睡尺度、グラスゴー・コーマ・スケール
- coma (昏睡)

Glossary 441-448
Neurology Ward

cancer（癌）は、癌の組織が cancer（カニ）の脚みたいに広がゆかや、こう呼ばれゆのよさ。

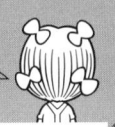

□ 441 intracranial pressure【頭蓋内圧】
硬膜下の脳脊髄液圧を示します。脳圧とも呼ばれます。脳圧が亢進すると、頭痛や嘔吐、さらには意識障害を来します。

□ 442 cerebral edema【脳浮腫】
脳実質の液体成分が増加し、脳が体積を増大する現象です。

□ 443 cerebral aneurysm【脳動脈瘤】
脳の動脈の一部が膨らんで弱くなった箇所です。脳動脈瘤が破裂するとクモ膜下出血が起こります。

□ 444 brain tumor【脳腫瘍】
頭の骨（頭蓋骨）の内側に生じるできもの（腫瘍）のことです。原発性脳腫瘍（primary brain tumor）と転移性脳腫瘍（metastatic brain tumor）があります。

□ 445 Alzheimer disease【アルツハイマー病】
脳を構成している神経細胞が急速に減ってしまい、正常な働きを徐々に失っていく認知症の1つです。

□ 446 dementia【認知症】
正常であった脳の知的な働きが、後天的な脳の変化によって、慢性的に低下した状態のことです。

□ 447 epilepsy【てんかん】
さまざまな原因で脳の神経細胞が過剰に興奮し、同じタイプの発作が繰り返し起き、意識や運動機能の低下などをもたらす病気です。

□ 448 Glasgow Coma Scale【グラスゴー昏睡尺度】
意識障害の評価方法です。開眼（E）、言語機能（V）、運動機能（M）の3項目を評価して、点数で表します。例えば、The patient's level of conscousness is E4, V4, M6.（患者の意識レベルはE4、V4、M6）のように表現します。

Unit 5 腎臓・泌尿器・内分泌科病棟
Nephrology, Urology and Endocrinology Wards

□ Day 29

Listen)) CD-57

□ 449 ★
kidney
[kídni]
キडニ

名 腎臓
- = nephros
- L *ren* ▶ 形 renal（腎臓の）

□ 450 ❶発音注意
pyelonephritis
[pàiəlounəfráitis]
パイアロウナFライティS

名 腎盂腎炎（じんうじんえん）
- pyelo-（腎盂）+ 名 nephritis（腎炎）

□ 451 ★
nephrosis
[nəfróusis]
ナFロウシS

名 ネフローゼ
- = nephrotic syndrome（ネフローゼ症候群）

□ 452 ★
renal failure
[ríːnl féiljər]
リーNL / フェイリャー

名 腎不全
- 形 renal（腎臓の、腎性の）
- 名 failure（不全）

□ 453 ★ ❶発音注意
dialysis
[daiǽləsis]
ダイアラシS

名 透析
- dia-（〜を通って）+ -lysis（溶解）

□ 454 ★
waste product
[wéist prádʌkt]
ウェイST / Pラダ KT

名 老廃物
- 形 waste（不用な、廃物の）
- 名 product（産出物）

□ 455 ❶発音注意
high urea level
[hái juəríːə lévəl]
ハイ / ユアリーア / レヴァL

名 高尿素レベル
- ≒ uremia（尿毒症）
- 名 urea（尿素）

□ 456
protein intake
[próutiːn íntèik]
Pロウティーン / インテイK

名 蛋白質摂取（たんぱくしつせっしゅ）
- 名 protein（蛋白質）
- 名 intake（摂取）

Glossary 449-456
Nephrology, Urology and Endocrinology Wards

☐ 449 **kidney**【腎臓】
尿が作られるソラマメ型の臓器で、左右2つあります。

☐ 450 **pyelonephritis**【腎盂腎炎】
片方または両方の腎臓が、細菌の感染により炎症を起こした状態です。

☐ 451 **nephrosis**【ネフローゼ】
尿の中に蛋白質が大量に漏れ出てしまうことを特徴とする、腎臓内の糸球体の病気です。

☐ 452 **renal failure**【腎不全】
腎臓が血液を濾過して、血液中の代謝性老廃物をうまく取り除くことができなくなった状態です。

☐ 453 **dialysis**【透析】
老廃物や過剰な水分を体から取り除く治療法です。血液透析 (hemodialysis) と腹膜透析 (peritoneal dialysis) の2つに大別されます。

☐ 454 **waste product**【老廃物】
代謝によってできた分解産物です。

☐ 455 **high urea level**【高尿素レベル】
腎不全などで腎機能が低下し、尿中に排泄される尿素が血液中に残存すると、全身諸臓器に障害が生じます。

☐ 456 **protein intake**【蛋白質摂取】
腎臓病の患者にとって、蛋白質の摂取過多は、血液中の老廃物を増やし、腎臓に重い負担をかけます。

Unit 5

☐ Day 29

Listen 🔊 CD-58

☐ 457 ★ ❶発音注意
ureter
[juərí:tər]
ユアリーター

名 尿管
形 ureteral (尿管の) ▶例 ureteral colic (〈結石による〉尿管疝痛)

☐ 458 ★ ❶発音注意
urinary bladder
[júərənèri blǽdər]
ユアラネリ / Bラダー

名 膀胱
L vesica urinaria
⊕ 形 urinary (尿の) ⊕ 名 bladder (袋)
⊕ urinary の発音を「ウリナリー」としないよう注意。

☐ 459 ★
prostate gland
[prásteit glǽnd]
PラSテイT / GランD

名 前立腺
= prostate
例 名 prostate cancer (前立腺癌)

☐ 460 ★
testicle
[téstikl]
テSティKL

名 精巣、睾丸
= testis

☐ 461 ★ ❶発音注意
dysuria
[disjúəriə]
ディシュアリア

名 排尿障害、排尿困難
= difficult urination
形 dysuric (排尿障害の)

☐ 462 ★ ❶発音注意
frequent urination
[frí:kwənt jùərənéiʃən]
FリーKワンT / ユアラネイシャン

名 頻尿
= pollakiuria ≒ polyuria (多尿)
⊕ 形 frequent (頻繁な)
⊕ 名 urination (排尿)

☐ 463 ★ ❶発音注意
bloody urine
[bládi júərin]
Bラディ / ユアリン

名 血尿
= hematuria
⊕ 形 bloody (血の混じった)
⊕ 名 urine (尿)

☐ 464 ❶発音注意
cloudy urine
[kláudi júərin]
Kラウディ / ユアリン

名 混濁尿
= nebulous urine
⊕ 形 cloudy (混濁した)
⊕ 名 urine (尿)

Glossary 457-464
Nephrology, Urology and Endocrinology Wards

夜尿症 (nocturnal enuresis)は、普段は bedwetting で通じゆかや、使ってみてね！

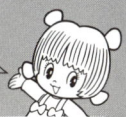

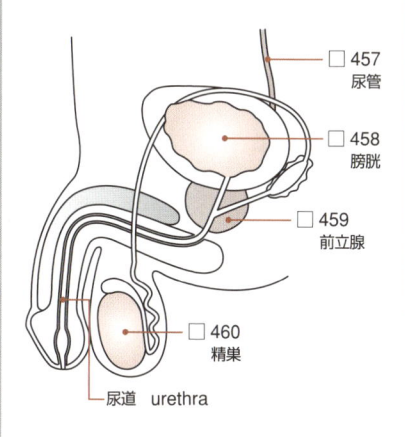

- □ 457 **ureter**（腎盂から膀胱へ尿を導く管）
- □ 458 **urinary bladder**（平滑筋より成り、弾性に富む尿の貯留器官）
- □ 459 **prostate gland**（膀胱の下にある、尿道起始部を取り囲んでいる分泌器官。男性だけが持つ）
- □ 460 **testicle**（男性の体幹より外に突出した外生殖器である陰嚢〈scrotum〉の中の性腺）

□ 457 尿管
□ 458 膀胱
□ 459 前立腺
□ 460 精巣
尿道 urethra

□ 461 **dysuria**【排尿障害】
尿が出にくい状態を指します。放尿時に疼痛や困難を伴うものです。

□ 462 **frequent urination**【頻尿】
便所に行く（小用）回数が増えることで、一度行ってもすぐにまた行きたくなる状態です。

□ 463 **bloody urine**【血尿】
尿に血液（赤血球）が混入することを指します。

□ 464 **cloudy urine**【混濁尿】
尿が混濁している状態です。混濁尿には、膿尿、塩類尿、細菌尿、乳び尿などがあります。

Unit 5

☐ Day 30

Listen)) CD-59

465 ★ painful urination
❶発音注意
[péinfəl jùərənéiʃən]
ペインファL / ユアラネイシャン

排尿痛
- = micturition pain
- ➕ 形 painful (痛い、苦しい)
- ➕ 名 urination (排尿)

466 urinary retention
❶発音注意
[júərənèri riténʃən]
ユアラネリ / リテンシャン

残尿感
- = residual urine
- ➕ 形 urinary (尿の)
- ➕ 名 retention (停留、停滞)

467 urinary urgency
❶発音注意
[júərənèri ə́ːrdʒənsi]
ユアラネリ / アージャンシ

尿意切迫
- ➕ 形 urinary (尿の)
- ➕ 名 urgency (緊急、切迫)

468 ★ cystitis
❶発音注意
[sistáitis]
シSタイティS

膀胱炎
- ➕ cyst- (膀胱) + -itis (炎症)

469 ★ urinary stone
❶発音注意
[júərənèri stóun]
ユアラネリ / Sトウン

尿路結石
- = urolith, urinary calculus
- ≒ kidney stone (腎臓結石)、ureterolithiasis (尿管結石)

470 ★ urinary tract infection [UTI]
❶発音注意
[júərənèri trǽkt infékʃən]
ユアラネリ / Tラ KT / インフェ Kシャン

尿路感染症
- ≒ pyelonephritis (腎盂腎炎)、cystitis (膀胱炎)、urethritis (尿道炎)
- ➕ 名 tract (通路) ➕ 名 infection (感染症)

471 ★ prostatitis
❶発音注意
[pràstətáitis]
PラSタタイティS

前立腺炎
- ➕ prostat- (前立腺) + -itis (炎症)

472 ★ prostatic hyperplasia
❶発音注意
[prastǽtik hàipərpléiziə]
PラSタティK / ハイパーPレイジア

前立腺肥大
- = prostatic hypertrophy、enlarged prostate
- ➕ 形 prostatic (前立腺の)
- ➕ 名 hyperplasia (過形成、肥厚、肥大)

465 painful urination 【排尿痛】
排尿するときに痛みを感じることで、主に感染症や結石が原因とされています。

466 urinary retention 【残尿感】
排尿しても、膀胱にまだ尿が残っている感じを指す語です。

467 urinary urgency 【尿意切迫】
急に強い尿意が起こって我慢をするのが難しいことです。過活動膀胱 (overactive bladder [OAB]) の主症状です。

468 cystitis 【膀胱炎】
尿道口から大腸菌などの細菌が膀胱に侵入して起こる病気です。

469 urinary stone 【尿路結石】
尿路にできた結石のことです。尿の通過障害を起こしたときは、疝痛発作といわれる激しい痛みや血尿が起こります。

470 urinary tract infection 【尿路感染症】
尿路 (腎臓・尿管、膀胱・尿道) にウイルスが感染することです。

471 prostatitis 【前立腺炎】
前立腺が炎症を起こした状態で、あらゆる年代の男性に起こります。

472 prostatic hyperplasia 【前立腺肥大】
加齢とともに前立腺 (内腺) が肥大化する病気です。

Unit 5

□ Day 30

Listen)) CD-60

□ 473 ★ ❶発音注意
endocrine
[éndəkrin]
エンダKリン

形 内分泌の 名 内分泌物
- 例 endocrine system（内分泌系）

□ 474 ★
thyroid gland
[θáiərɔid glænd]
θアイアロイD / Gランド

名 甲状腺（こうじょうせん）
- ➕ 形 thyroid（甲状の）
- ➕ gland（腺 せん）
- ➕ accessory thyroid gland（副甲状腺 ふくこうじょうせん）

□ 475 ❶発音注意
pituitary gland
[pitjúːətèri glænd]
ピテューアテリ / Gランド

名 下垂体（かすいたい）
- = hypophysis
- ➕ 形 pituitary（下垂体の かすいたい）
- ➕ gland（腺）

□ 476 ★ ❶発音注意
diabetes
[dàiəbíːtis]
ダイアビーティS

名 糖尿病
- = diabetes mellitus [DM]
- 形 diabetic（糖尿病の）

□ 477 ★ ❶発音注意
metabolism
[mətǽbəlìzm]
マタバリZM

名 代謝
- 例 basal metabolism（基礎代謝）

□ 478 ★ ❶発音注意
retinopathy
[rètənápəθi]
レタナパθィ

名 網膜症
- ➕ retino-（網膜）＋ -pathy（病的状態）
- 例 diabetic retinopathy（糖尿病性網膜症）

□ 479 ★ ❶発音注意
hypoglycemia
[hàipouglaisíːmiə]
ハイポウGライシーミア

名 低血糖症
- = glucopenia
- 形 hypoglycemic（低血糖症の）

□ 480 ❶発音注意
hyperthyroidism
[hàipərθáirɔidizm]
ハイパーθアイロイディZM

名 甲状腺機能亢進症（こうじょうせん きのうこうしんしょう）
- = hyperthyrea
- ⇔ hypothyroidism（甲状腺機能低下症 こうじょうせんきのうていかしょう）

Glossary 473-480
Nephrology, Urology and Endocrinology Wards

> メタボリックシンドロームは、高脂血症、高血圧、高血糖のうち、2つ以上を有する場合だ。

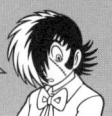

□ 473 **endocrine**【内分泌の】
分泌腺の細胞が、導管を経ずに直接血液やリンパ液に分泌物質（ホルモン）を放出する現象です。

□ 474 **thyroid gland**【甲状腺】
喉の中央下部にある内分泌腺です。左右両葉とその間の峡部から成り、ほぼH字形をしています。

□ 475 **pituitary gland**【下垂体】
脳の直下（腹側）に存在し、多くのホルモンを分泌する内分泌器官です。「脳下垂体」とも呼ばれます。

□ 476 **diabetes**【糖尿病】
体がインスリンを十分に産生しないために血糖（ブドウ糖）値が異常に高くなる病気です。I型糖尿病、II型糖尿病、妊娠性糖尿病（gestational diabetes）があります。

□ 477 **metabolism**【代謝】
生体内の化学反応で、体外から取り入れた物質を用いて新たな物質を合成したり、それに伴ってエネルギーの出入りを行ったりすることです。

□ 478 **retinopathy**【網膜症】
糖尿病の合併症の1つで、目の網膜の非炎症性変性疾患です。糖尿病の合併症にはほかに、糖尿病性腎症（diabetic nephropathy）、糖尿病性神経障害（diabetic neuropathy）があります。

□ 479 **hypoglycemia**【低血糖症】
血液中のブドウ糖が少なくなり過ぎた状態を指します。血糖が下がり過ぎると、冷汗や動悸を起こしたり、意識消失を来すことがあります。

□ 480 **hyperthyroidism**【甲状腺機能亢進症】
甲状腺から甲状腺ホルモンがたくさん出過ぎるため、全身の細胞の新陳代謝が異常に高まる病気です。

Unit 6　手術室と外科
Operating Room and Surgery

☐ Day 31

Listen ♪) CD-61

☐ 481 ★　❶発音注意
consent
[kənsént]
カンセンT

名 同意
例 informed consent（インフォームド・コンセント、説明と同意）

☐ 482 ★
preoperative procedure
[pri:ápərətiv prəsí:dʒər]
Pリーアパラティv / Pラシージャー

名 術前処置
➕ **形** intraoperative（術中の）▶ **形** postoperative（術後の）
➕ **名** procedure（処置、方法、手続き）

☐ 483 ★
NPO
[énpí:óu]
エンピーオウ

名 絶飲食
= nothing per os [nʌ́θiŋ pər ás]
= nothing by mouth
L nil per os

☐ 484
shaving
[ʃéiviŋ]
シェイヴィンG

名 剃毛（ていもう）
➕ **動** shave（〜を剃る）

☐ 485　❶発音注意
deep vein thrombosis [DVT]
[dí:p véin θrɑmbóusis]
ディーP / ヴェイン / θラMボウシS

名 深部静脈血栓症（しんぶじょうみゃくけっせんしょう）
➕ vein（静脈）
➕ **名** thrombosis（血栓症）

☐ 486 ★
circulating nurse
[sə́:rkjulèitiŋ nə́:rs]
サーキュレイティンG / ナーS

名 外回り看護師
= circulator
➕ **形** circulating（循環する）▶ **動** circulate（循環する、巡回する）

☐ 487 ★
scrub nurse
[skrʌ́b nə́:rs]
SKラB / ナーS

名 器械出し看護師、手洗い看護師
➕ **動** scrub（〜をごしごし洗う）

☐ 488 ★
standard precaution
[stǽndərd prikɔ́:ʃən]
Sタンダー D / Pリコーシャン

名 標準予防策
➕ **形** standard（標準の）
➕ **名** precaution（予防措置）

Operating Room and Surgery

Glossary 481-488

□ 481 consent 【同意】
患者が投薬や手術、検査などについて、プラスの情報だけでなく、副作用や成功率などのマイナスになり得る情報も含めて十分な説明を受け、理解した後で同意することです。

□ 482 preoperative procedure 【術前処置】
最良の状態で手術が受けられるように、患者に行う処置です。具体的には、身体の清拭や、手術部位の剃毛、浣腸や下剤の与薬、絶飲食の指示などがあります。

□ 483 NPO 【絶飲食】
麻酔導入時の誤嚥を予防するため、手術前の一定期間、飲んだり食べたりできなくすることです。
例 The patient was given an NPO order.（患者さんに絶飲食の指示が出されました）

□ 484 shaving 【剃毛】
手術前に感染のリスクを減らすために、手術部位周辺部の体毛を剃ることです。

□ 485 deep vein thrombosis 【深部静脈血栓症】
手術後の合併症の一種で、下肢や上腕などの静脈（大腿静脈など）に血栓（血の塊）が生ずる疾患です。手術前に患者に弾性ストッキング（elastic stocking）[564] を履かせて予防します。

□ 486 circulating nurse 【外回り看護師】
手術全般の流れを理解し、手術にかかわる全ての担当者との調整を行う看護師です。麻酔科医の介助、手術患者の安全のための手術体位の保持、器械出し看護師の介助、さらには術後の看護計画を立案し、看護を実践します。

□ 487 scrub nurse 【器械出し看護師】
滅菌手袋やガウンを身に着け、術式に応じた器械・器材・材料の準備を行い、医師に手術のための器械を手渡す看護師です。手際よく手術が行われるよう援助する役割を担います。

□ 488 standard precaution 【標準予防策】
患者の血液・体液など、分泌排泄されるすべての湿性物質（尿・痰・便・膿）は感染症を引き起こす恐れがあると見なして対応する方法です。

Unit 6

□ Day 31

Listen)) CD-62

□ 489 ★ ❶発音注意
general anesthesia
[dʒénərəl ænəsθíːziə]
ジェナラL / アナSθィージア

名 全身麻酔
- 形 general（全身の）
- 名 anesthesia（麻酔〈法〉）▶ 名 anesthetic（麻酔薬）

□ 490 ❶発音注意
regional anesthesia
[ríːdʒənl ænəsθíːziə]
リージャNL / アナSθィージア

名 局所麻酔
≒ local anesthesia
- 形 regional（局所の、部位の）
- 名 anesthesia（麻酔〈法〉）

□ 491
day surgery
[déi sə́ːrdʒəri]
ディ / サージャリ

名 外来手術、日帰り手術
= day-case surgery、ambulatory surgery、in-and-out surgery、outpatient surgery

---

□ 492
major surgery
[méidʒər sə́ːrdʒəri]
メイジャー / サージャリ

名 大手術
= major operation
- 形 major（大きな）
- 名 surgery（外科手術）

□ 493 ★ ❶発音注意
laparotomy
[læpərátəmi]
ラパラタミ

名 開腹術
= celiotomy、abdominal section
- laparo-（腹）+ -tomy（切開術、切除術）

□ 494 ★ ❶発音注意
malignant
[məlígnənt]
マリGナンT

形 悪性の
⇔ benign（良性の）

□ 495
prognosis
[prɑgnóusis]
PラGノウシS

名 予後
≒ prediction

□ 496
perioperative care
[pèriɑ́pərətiv kέər]
ペリアパラティV / ケアー

名 周（手）術期ケア
- 形 perioperative（周術期の、手術時の）▶ peri-（周囲、周辺）+ 形 operative（手術の）

Glossary 489-496
Operating Room and Surgery

「予後」なんてむじゅかしい言葉じゃなくて「今後の病状の見通し」と言えばいいのよさ!?

☐ 489 general anesthesia 【全身麻酔】
静脈内または吸入麻酔薬によって、痛みを取り除き、意識をなくし、薬で体を動かさないようにし、治療中の患者の有害な反射を抑制する麻酔方法です。

☐ 490 regional anesthesia 【局所麻酔】
手術する部分や、その部分の痛みを伝えている神経の付近に注射して、局所的に麻痺させて痛みを取り除く麻酔方法です。

☐ 491 day surgery 【外来手術】
来院当日に手術が行われ、入院せずに手術後すぐに帰宅できる程度の手術です。

☐ 492 major surgery 【大手術】
主要器官を手術対象としたり、生命の危険を伴う可能性がある、大規模で比較的困難な外科的手術をいいます。

☐ 493 laparotomy 【開腹術】
腹部の外科手術のために、腹壁を切開して腹腔に達することです。

☐ 494 malignant 【悪性の】
疾患の中で、治療に対して抵抗性が強く、重症で予後不良な経過をとるものをこのように表現します。腫瘍では、良性腫瘍 (benign tumor) に対して、浸潤性、増殖性および転移の可能性があるものを指します。

☐ 495 prognosis 【予後】
患者の疾患の経過、および治療結果の予測です。つまり、「今後の病状の見通し」を指します。

☐ 496 perioperative care 【周術期ケア】
患者が術前 (preoperation)、術中 (intraoperation)、術後 (postoperation) の各期に体験する多様な変化に対し、予測を行いながら適切に対処することです。患者が術後に健康的な生活を送れるよう、療養行動を構築し支援することも含まれます。

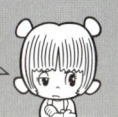

Unit 6

□ Day 32

Listen 》CD-63

497 endotracheal tube
[èndoutréikiəl tjú:b]
エンドゥTレイキアL / テューB
発音注意

名 気管内チューブ
- **形** endotracheal (気管内の) ▶ **例** endotracheal intubation (気管内挿管)

498 ★ blood transfusion
[blʌ́d trænsfjú:ʒən]
BラD / TランSフュージャン

名 輸血
- **名** transfusion (注入、輸血)

499 ★ drainage
[dréinidʒ]
Dレイニッジ
発音注意

名 ドレナージ、排膿、排液法
- **動** drain (〜を排出する、〜の膿を出す)
- **名** drain (ドレーン、排出管)

500 electrolyte balance
[iléktrəlàit bæləns]
イレKTラライT / バランS
発音注意

名 電解質平衡
- **名** electrolyte (電解質) ▶ electro- (電気の) + -lyte (溶解)

501 ★ cardiopulmonary resuscitation [CPR]
[kà:rdiəpʌ́lmənəri risʌ̀səteíʃən]
カーディアパルマネリ / リササテイシャン
発音注意

名 心肺蘇生 (術)
- **形** cardiopulmonary (心肺の) ▶ cardio- (心臓) + **形** pulmonary (肺の)
- **名** resuscitation (蘇生)

502 ★ level of consciousness [LOC]
[lévəl əv kánʃəsnis]
レヴァL / アV / カンシャSニS

名 意識レベル
- **名** consciousness (意識、知覚作用) ▶ **形** conscious (意識のある)

503 ★ postoperative complication
[pòustápərətiv kàmpləkéiʃən]
ポウSタパラティV / カMPラケイシャン

名 術後合併症
- **形** postoperative (術後の)
- **名** complication (合併症)

504 ★ sepsis
[sépsis]
セPシS

名 敗血症
= septicemia
形 septic (敗血症の)

Glossary 497-504
Operating Room and Surgery

□ 497 **endotracheal tube**【気管内チューブ】
気道確保を主な目的として気管内に挿入されるチューブです。

□ 498 **blood transfusion**【輸血】
失血や血液成分の不足を補うために、全血あるいは分離した血液成分を輸注することです。

□ 499 **drainage**【ドレナージ】
創部や体腔内にドレーンを挿入し、貯留した血液や膿、滲出液などを体外に排出させることです。

□ 500 **electrolyte balance**【電解質平衡】
食事や水分摂取の変調、激しい嘔吐や下痢、内分泌ホルモンの分泌異常などは、電解質平衡の変調を招き、さまざまな病状をもたらします。

□ 501 **cardiopulmonary resuscitation**【心肺蘇生】
心臓の拍動が止まり、呼吸が停止した患者に対して、蘇生を試みることです。

□ 502 **level of consciousness**【意識レベル】
周囲の状況がどれだけ判別できるかを確認するための、能力レベルです。意識レベルの判定基準としては、グラスゴー昏睡尺度 (Glasgow Coma Scale [GCS]) [448] や、日本昏睡尺度 (Japan Coma Scale [JCS]) などが判定基準となります。

□ 503 **postoperative complication**【術後合併症】
手術後に手術が原因となって発生した病態です。急性循環不全、術後感染症、縫合不全など、さまざまな合併症があります。

□ 504 **sepsis**【敗血症】
感染により生じた全身性炎症反応 (systemic inflammatory response syndrome [SIRS]) を敗血症と言います。血液や組織中に種々の化膿性の細菌や他の病原菌、毒素が存在することです。

Unit 6

□ Day 32

Listen)) CD-64

□ 505 ★ ❶発音注意
scalpel
[skǽlpəl]
Sキャレパレ

名 メス、小刀
= surgical knife
➕ mes（メス）はオランダ語。

□ 506
tweezers
[twíːzərz]
Tウィーザーz

名 ピンセット、鑷子
➕ pincet（ピンセット）はオランダ語。

□ 507 ★ ❶発音注意
scissors
[sízərz]
シザーZ

名 外科用ハサミ、剪刀

□ 508 ★ ❶発音注意
suture
[súːtʃər]
スーチャー

名 縫合　動 〜を縫合する
= stitches
例 suture removal（抜糸）

□ 509 ★
suture needle
[súːtʃər níːdl]
スーチャー / ニーDL

名 縫合針
➕ 名 suture（縫合）
➕ 名 needle（針）

□ 510 ★ ❶発音注意
adhesive tape
[ædhíːsiv téip]
アDヒーシV / テイP

名 接着用テープ
➕ 形 adhesive（粘着性の）

□ 511 ★
dressing
[drésiŋ]
DレシンG

名 包帯、創傷被覆材
≒ bandage
例 pressure dressing（圧迫包帯）、antiseptic dressing（滅菌包帯）、dressing change（包帯交換）

□ 512 ★
hot pack
[hát pǽk]
ハT / パK

名 温罨法
⇔ cold pack（冷罨法）
➕ 温罨法の例としては、行火（foot warmer）などがある。

Glossary 505-512
Operating Room and Surgery

> メスとかピンセットとかは、英語じゃなくてオランダ語だからや、英語の言い方を覚えてね！

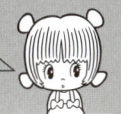

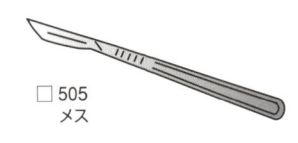

- [ ] 505 メス
- [ ] 506 ピンセット 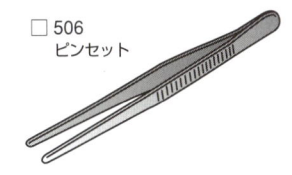 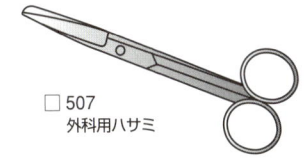
- [ ] 507 外科用ハサミ
- [ ] 509 縫合針
- [ ] 510 接着用テープ 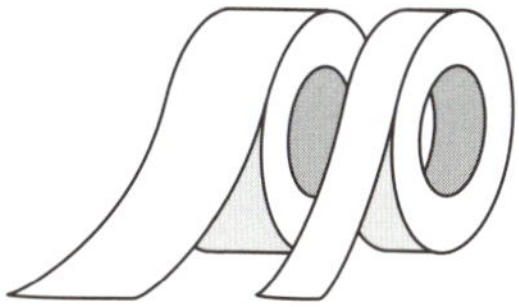
- [ ] 511 包帯

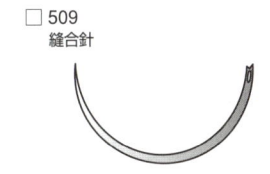

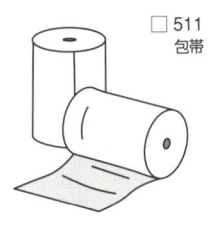

- [ ] 505 **scalpel**（外科の手術や解剖において用いる小刀。電気メス〈electric cautery〉などもある）
- [ ] 506 **tweezers**（細かい物をつかんだり、引き抜いたりするための道具）
- [ ] 507 **scissors**（用途によって形状、大きさが多様。人名が付いた名称を持つものにメイヨー剪刀、クーパー剪刀などがある）
- [ ] 508 **suture**（手術や外傷によって生じた組織の損傷を縫い合わせること）
- [ ] 509 **suture needle**（縫合用の針は、ほとんどが上の図のように湾曲している）
- [ ] 510 **adhesive tape**（片面に接着剤が付いた織物）
- [ ] 511 **dressing**（外傷部位の被覆・保護・排液などの目的で傷に用いるもの）
- [ ] 512 **hot pack**（身体の一部を、用具を使うことで直接または間接的に温めること）

知っておきたい 医学英語トリビア ❸

ここでは、Chapter 3で学習した医学英語にまつわる豆知識や知っておくためになる情報を紹介します。

医学英語の成り立ち

医学英語の多くは、ギリシャ語とラテン語を語源とし、「接頭辞＋語根＋接尾辞」の構成要素からできています。英語圏の医学生や看護学生たちも、それらを覚えるのに四苦八苦しています。単語の構造が分かっていれば、初めて目にする医学用語も理解しやすくなりますので、例を挙げて簡単に説明してみましょう。

例えば、「心電図」を表す electrocardiogram [ECG] は、接頭辞の electro-（電気）、語根の cardio-（心臓）、接尾辞の -gram（記録・図）から構成されています。

接頭辞は、「高い、低い、困難、無、半分、色」など、修飾的な役割をし、語根は「身体の部位や臓器」などを示し、接尾辞は「どんな病気か、どんな症状なのか、どんな処置なのか」といったことを示しています。以下に代表的なものを紹介します。

接頭辞	意味	医学英語	構造
a-、an-	無、不	apnea（無呼吸） anemia（貧血）	a- + -pnea（呼吸） an- + -emia（血液）
dys-	異常、困難	dyspnea（呼吸困難）	dys- + -pnea（呼吸）
endo-	内、内部	endometritis（子宮内膜炎）	endo- + metr-(子宮) + -itis(炎症)
hyper- / hypo-	高い、過剰 / 低い、過少	hypertension（高血圧） hypoglycemia（低血糖）	hyper- + tension（圧力） hypo- + glyc-（糖）+ -emia（血液）
leuk(o)-	白い	leukemia（白血病）	leuk- + -emia（血液）

語根	意味	医学英語	構造
dermat(o)-	皮膚	dermatitis（皮膚炎）	dermat- + -itis（炎症）
gastr(o)-	胃	gastroptosis（胃下垂） gastrorrhagia（胃出血）	gastro- + -ptosis（下垂） gastro- + -rrhagia（異常流出）
hepat(o)-	肝臓	hepatomegaly（肝肥大） hepatoma（肝癌）	hepato- + -megaly（肥大） hepat- + -oma（腫瘍）
neur(o)-	神経	neuralgia（神経痛）	neur- + -algia（痛み）

接尾辞	意味	医学英語	構造
-itis	炎症	gastritis（胃炎） hepatitis（肝炎）	gastr-（胃）+ -itis hepat-（肝臓）+ -itis
-oma	腫瘍	cerebroma（脳腫） adenoma（腺腫）	cerebr-（大脳）+ -oma aden-（腺）+ -oma
-osis	病気	arteriosclerosis（動脈硬化）	arterio-（動脈）+ scler-（硬化）+ -osis
-ectomy	切除（術）	tonsillectomy（扁桃腺切除術） hysterectomy（子宮摘出術）	tonsil-（扁桃腺）+ -ectomy hyster-（子宮）+ -ectomy
-tomy	切開（術）	bronchotomy（気管支切開術） thoracotomy（開胸術）	broncho-（気管支）+ -tomy thoraco-（胸郭）+ -tomy

Chapter 4
助産と保健
Midwifery and Public Health

Unit 1 妊婦健診
▶ [513-544]

Unit 2 陣痛と分娩
▶ [545-568]

Unit 3 鎮痛と合併症
▶ [569-584]

Unit 4 産後と新生児ケア
▶ [585-616]

Unit 5 保健活動と終末期ケア
▶ [617-640]

Introduction

妊娠から出産、育児まで、母性保健全般にわたり保健指導を行う助産師の仕事の中で、このチャプターでは特に妊娠・分娩・産褥・母乳育児に関する語を学びます。

助産師は、自ら助産所を開設することが医療法で認められていますが、助産師の約87％は病院や診療所に勤めています。病院や診療所では、緊急の医療介入が必要な異常分娩も多くみられ、それらに関する医学英語も必要になってきます。

保健師は、地域の人々が健康的な生活を送れるよう、疾病予防と健康管理の業務を担います。母子保健活動をはじめ、高齢者の在宅ケアや生活習慣病対策など、保健師の仕事は拡大しています。統計の知識も必要になります。

助産師と保健師はともに、発展途上国へのボランティア活動でも歓迎されています。関心のある人は、英語を駆使してぜひ挑戦してみてください。

Midwifery and Public Health

Unit 1

妊婦健診
Prenatal Checkup

☐ Day 33

Listen ♪ CD-65

---

513 ★ ❶発音注意
vagina
[vədʒáinə]
ヴァ**ジャ**イナ

名 膣
- **複** vaginae, vaginas
- **形** vaginal (膣の) ▸ **例** vaginal delivery (経膣分娩)

---

514 ★
uterine cervix
[júːtərin sə́ːrviks]
ユータリン / **サー**ヴィKS

名 子宮頸部
- = cervix of the uterus
- ➕ **形** uterine (子宮の)
- ➕ **名** cervix (頸、頸管)

---

515 ★ ❶発音注意
uterus
[júːtərəs]
ユータラS

名 子宮
- = womb
- **複** uteri

---

516 ★ ❶発音注意
uterine tube
[júːtərin tjúːb]
ユータリン / **テュー**B

名 卵管
- = oviduct、fallopian tube
- **L** tuba uterina
- ➕ **形** uterine (子宮の) ▸ **名** uterus (子宮)

---

517 ★ ❶発音注意
amniotic fluid
[æmniɑ́tik flúːid]
アM二**ア**ティK / F**ルー**イD

名 羊水、羊膜液
- **L** liquor amnii
- ➕ **形** amnionic (羊水の) ▸ **名** amnion (羊膜)
- ➕ **名** fluid (液体)

---

518 ★
placenta
[pləséntə]
Pラ**セン**タ

名 胎盤
- **複** placentae, placentas
- **形** placental (胎盤の) ▸ **例** placental dysfunction (胎盤機能不全)

---

519 ★ ❶発音注意
umbilical cord
[ʌmbílikəl kɔ́ːrd]
アMビリカL / **コー**D

名 臍帯
- **L** chorda umbilicalis
- ➕ **形** umbilical (臍の) ▸ **名** umbilicus (臍)

---

520 ★ ❶発音注意
fetus
[fíːtəs]
フィータS

名 胎児
- ➕ 受胎から2カ月の終わりまでは embryo (胎芽) と呼ばれる。

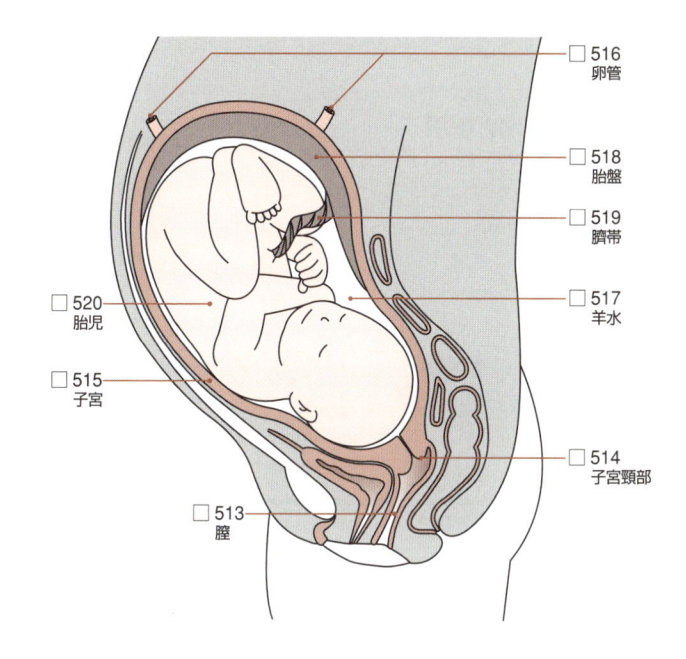

Glossary 513-520
Prenatal Checkup

- 516 卵管
- 518 胎盤
- 519 臍帯
- 520 胎児
- 515 子宮
- 517 羊水
- 514 子宮頸部
- 513 膣

- ☐ 513 vagina（外陰と子宮を結ぶ、長さ7～8cmの筋肉の管。粘膜で覆われている）
- ☐ 514 uterine cervix（子宮の下部にあって膣とつながっている部分）
- ☐ 515 uterus（受精卵を着床させ、発育させて胎児を排出する器官）
- ☐ 516 uterine tube（卵巣から出された卵を子宮に導く管）
- ☐ 517 amnionic fluid（胎児を囲み外傷から守る羊膜内の液体）
- ☐ 518 placenta（妊娠時、母体内に形成され、母体と胎児を連絡する器官）
- ☐ 519 umbilical cord（胎児と母体とをつなぐ帯）
- ☐ 520 fetus（妊娠第8週の終わりから出生時までの間の胎児を指す）

Unit 1

□ Day 33

Listen))) CD-66

□ 521 ★ prenatal care
[priːnéitl kɛ́ər]
プリーネイTL / ケアー

出生前ケア
= antenatal care

□ 522 home pregnancy test
[hóum prégnənsi tést]
ホウM / プレGナンシ / テST

自己妊娠検査
= human chorionic gonadotropin [hCG] testing

□ 523 ★ last period
[læst píəriəd]
ラST / ピアリアD

最終月経
= last menstrual period [LMP]

□ 524 ★ gestation ❶発音注意
[dʒestéiʃən]
ジェSテイシャン

妊娠、妊娠期間
= pregnancy
形 gestational (妊娠の) ▶ 例 gestational week (妊娠週数)、gestational diabetes (妊娠糖尿病)

□ 525 due date ❶発音注意
[djúː déit]
デュー / ディT

予定日
= expected date of delivery [EDD] (分娩予定日)
形 due (〈～する〉予定の)

□ 526 ★ pregnancy notification form
[prégnənsi nòutəfikéiʃən fɔ́ːrm]
プレGナンシ / ノウタフィケイシャン / フォーM

妊娠届出書
❶ 名 pregnancy (妊娠)
❶ notification (届出書)

□ 527 ★ maternal handbook
[mətə́ːrnl hændbuk]
マターNL / ハンDブK

母子手帳
= mother and child health handbook、maternal and child health handbook
❶ 形 maternal (母親の、母性の)

□ 528 ★ primipara ❶発音注意
[praimípərə]
プライミパラ

初産婦
⇔ multipara (経産婦)
❶ primi- (初めての) + 名 para (産婦)

Glossary 521-528
Prenatal Checkup

> 母子手帳は、優れた日本の知恵だ。英語のほか、ハングル、中国語など8カ国語版があるぞ。

□ 521 **prenatal care**【出生前ケア】

定期的な妊婦健診 (prenatal checkup) などにより、妊娠中の母胎や胎児の健康をケアすることです。

□ 522 **home pregnancy test**【自己妊娠検査】

妊娠検査薬を使って、自分で妊娠をチェックする検査です。

□ 523 **last period**【最終月経】

最後の月経が始まった日です。最終月経開始日から妊娠週数を計算します。

□ 524 **gestation**【妊娠】

「懐胎」という意味です。例えば次のように使うことができます。
例 Childbirth occuring before 37 weeks of gestation is considered preterm. (妊娠37週未満の出産は早産です)

□ 525 **due date**【予定日】

次の例を参考に、実際に使ってみましょう。
例 When is your due date? (予定日はいつですか)

□ 526 **pregnancy notification form**【妊娠届出書】

母子の健康管理対策の1つで、妊娠した人は速やかに市区町村長に届け出るように法律で決まっています。

□ 527 **maternal handbook**【母子手帳】

出産までの妊婦の健康状態や出産時の様子、また、出産後の子どもの予防接種や成長状況を記入する冊子です。

□ 528 **primipara**【初産婦】

初めての分娩を経験しようとしている女性のことです。カルテには para 0 と書きます。出産を一度経験している妊婦の場合は、para 1 と書きます。

Unit 1

☐ Day 34

Listen))) CD-67

☐ 529 ★ **blood type incompatibility** [blʌ́d táip inkəmpætəbíləti] BラD / タイP / インカMパタビラティ	名 **血液型不適合** ⊕ 名 blood type（血液型） ⊕ 名 incompatibility（不適合）
☐ 530 ★ **immunity** [imjúːnəti] イミューナティ	名 **免疫** 名 immunization（予防接種）
☐ 531 ★ ❶発音注意 **rubella** [ruːbélə] ルーベラ	名 **風疹（ふうしん）** = German measles、three-day measles（三日ばしか）
☐ 532 ★ ❶発音注意 **syphilis** [sífəlis] シファリS	名 **梅毒（ばいどく）** = lues venerea 形 syphilitic（梅毒の）
☐ 533 ★ ❶発音注意 **Pap smear** [pǽp smíər] パP / Sミアー	名 **子宮頸癌検査、子宮頸部細胞診** = Papanicolau smear test（擦り取ってきた細胞を、パパニコロウ医師 [1883-1962] が発見した細胞染色法を使って調べる検査） ⊕ 名 smear（塗抹標本）
☐ 534 ★ ❶発音注意 **fetal heartbeat** [fíːtl háːrtbìːt] フィーTL / ハーTビーT	名 **児心音（じしんおん）** ⊕ 形 fetal（胎児の）
☐ 535 ★ ❶発音注意 **transvaginal scan** [trænsvǽdʒinəl skǽn] TランSヴァジナL / Sキャン	名 **経膣エコー** ⊕ 形 transvaginal（経膣の）▶ trans-（通って）+ 形 vaginal（膣の）
☐ 536 ★ ❶発音注意 **first trimester** [fə́ːrst traiméstər] ファーST / TライメSター	名 **妊娠初期** ⊕ 名 trimester（3カ月間）

Glossary 529-536
Prenatal Checkup

□ 529　blood type incompatibility 【血液型不適合】
血液型の分類は、赤血球膜上の抗原によって血液を分類する ABO 型や Rh 型が代表的です。血液型不適合妊娠（母胎にない赤血球型抗原が胎児にみられる妊娠）で胎児に悪影響が出る場合があるので、Rh も含めた血液型を調べます。

□ 530　immunity 【免疫】
体内に病原体や毒素などが侵入しても、発病に至らない抵抗力のことです。

□ 531　rubella 【風疹】
小児期にかかる典型的な軽度の感染症ですが、胎児が感染すると流産、死産、重度の先天異常などを引き起こします。

□ 532　syphilis 【梅毒】
性感染症の一種で、胎盤を通じて胎児に感染することがあり、さまざまな先天異常の原因となります。

□ 533　Pap smear 【子宮頸癌検査】
子宮頸部から細胞を擦り取って行う子宮頸癌スクリーニングで、妊婦健診時に勧められています。その重要性から、妊娠時にこの検査を公費負担で行っている自治体もたくさんあります。なお、この語は「採取した標本」自体を指す場合もあります。

□ 534　fetal heartbeat 【児心音】
胎児の心拍数により生じる音です。超音波ドップラー法によると、妊娠10週以降になると聴取が可能です。

□ 535　transvaginal scan 【経腟エコー】
プローブ（超音波を発し、かつその反射波をキャッチする探触子）を腟内に挿入し、腟内から撮影をします。

□ 536　first trimester 【妊娠初期】
妊娠期間は、初期（first trimester）、中期（second trimester）、後期（third trimester）と、3つに分けられ、それぞれの期間に応じた母児健康管理が必要になります。ただし、日本とアメリカでは、trimester の期間が異なるので注意が必要です。

Unit 1

☐ Day 34

Listen ♪) CD-68

☐ 537 ★ ❶発音注意
abdominal circumference
[æbdámənl sərkʌ́mfərəns]
アBダ̀マNL / サーカ́Mファランs

名 腹囲
- 形 abdominal (腹部の)
- 名 circumference (周囲、円周)

☐ 538 ★ ❶発音注意
fundal height
[fʌ́ndəl háit]
ファ́ンダL / ハ́イT

名 子宮底長
= the height of the uterus
- 形 fundal (底の)
- 名 height (高さ)

☐ 539 ★ ❶発音注意
fetal movement
[fíːtl múːvmənt]
フィ́ーTL / ムーVマンT

名 胎動
- 形 fetal (胎児の)
- 胎動を感じることを quickening (胎動感) と言う。

☐ 540 ★
morning sickness
[mɔ́ːrniŋ síknis]
モ́ーニンG / シ́K二S

名 つわり
= vomiting of pregnancy、nausea gravidarum

☐ 541 ★ ❶発音注意
miscarriage
[miskǽridʒ]
ミsキャ́リジ

名 (自然)流産
= spontaneous abortion
⇔ induced abortion (人工妊娠中絶)

☐ 542 ★
birth defect
[báːrθ díːfekt]
バ́ーθ / ディ́ーフェKT

名 先天性欠損
- 名 defect (欠陥、欠損)

☐ 543 ★
dystocia
[distóuʃiə]
ディsトウ́シア

名 難産
⇔ eutocia (正常分娩)
- dys- (困難) + toco- (分娩) + -ia (〈異常な〉状態)

☐ 544 ★
normal birth
[nɔ́ːrməl báːrθ]
ノ́ーマL / バ́ーθ

名 正常分娩
⇔ dystocia (難産)、C-section (帝王切開)
- 形 normal (正常な)

Glossary 537-544
Prenatal Checkup

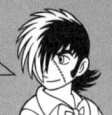

分娩で生じた重度脳性麻痺児に対する「産科医療保障制度」についても知っておこう。

□ 537 **abdominal circumference**【腹囲】
中期からの妊婦健診では毎回、腹囲と子宮底長を測ります。腹囲は、臍周りの一番大きくなった所で測定します。

□ 538 **fundal height**【子宮底長】
恥骨の上から子宮のてっぺん（子宮底）までの長さです。

□ 539 **fetal movement**【胎動】
子宮内の胎児の特有な動きです。通常、妊娠12～18週に始まりますが、胎動感があるのは18週以降です。

□ 540 **morning sickness**【つわり】
妊娠中の吐き気や嘔吐は「つわり」と呼ばれ、一般的な症状です。朝起きたときなど空腹時に出やすい傾向があります。

□ 541 **miscarriage**【流産】
妊娠22週までに、人為的でない原因によって胎児が失われることをこう呼びます。

□ 542 **birth defect**【先天性欠損】
出生時欠損または先天異常のことです。赤ちゃんが生まれる前の段階で生じる身体的な異常を指す語です。

□ 543 **dystocia**【難産】
分娩の3要素とされる産道 (passage)、娩出物 (passenger)、娩出力 (power) のうちで、1つもしくは2つ以上に異常があって分娩が困難になっている状態です。

□ 544 **normal birth**【正常分娩】
正期（妊娠37～41週）に自然に陣痛が来て、成熟胎児が経腟的に頭位で生まれ、母児ともに障害や合併症がない分娩です。

Unit 2

陣痛と分娩
Labor Pains and Delivery

□ Day 35

Listen)) CD-69

□ 545 ★ ❶発音注意
fetal position
[fíːtl pəzíʃən]
フィーTL / パジシャン

名 胎位
= presentation
➕ 形 fetal（胎児の）

□ 546 ❶発音注意
cephalic presentation
[səfǽlik prèzəntéiʃən]
セファリK / Pレザンテイシャン

名 頭位
= vertex presentation
➕ 形 cephalic（頭の、頭側の）
➕ 形 presentation（胎位〈胎児の子宮内での位置〉）

□ 547 ★
breech presentation
[bríːtʃ prèzəntéiʃən]
Bリーチ / Pレザンテイシャン

名 骨盤位
➕ 名 breech（臀部、尻）
➕ 名 presentation（胎位〈胎児の子宮内での位置〉）
例 transverse presentation（横位）

□ 548
external version
[ikstə́ːrnl və́ːrʒən]
イKSターNL / ヴァージャン

名 外回転術
= external cephalic version
➕ 形 external（外の、外部の）
➕ 名 version（回転〈術〉）

□ 549 ★
bloody show
[blʌ́di ʃóu]
Bラディ / ショウ

名 おしるし
➕ 形 bloody（血の、血の混じった）
➕ 名 show（前兆、しるし）

□ 550 ★
contraction
[kəntrǽkʃən]
カンTラKシャン

名 子宮収縮
= uterin contraction

□ 551 ★ ❶発音注意
rupture of membranes [ROM]
[rʌ́ptʃər əv mémbreinz]
ラPチャー / アV / メMBレインZ

名 破水
= membrane rupture、breaking water
➕ 名 rupture（破裂）
➕ 名 membrane（膜）

□ 552 ★ ❶発音注意
dilation
[dailéiʃən]
ダイレイシャン

名 開大
➕ 名 dilator（拡張器）

Glossary 545-552
Labor Pains and Delivery

□ 545 **fetal position** 【胎位】
子宮腔内における胎児の位置関係を指す語です。通常、分娩の時期が近付くころには、頭位（胎児の頭が下を向き、子宮口のそばに位置した状態）をとります。

□ 546 **cephalic presentation** 【頭位】
胎児の頭部が先進している体位の総称です。

□ 547 **breech presentation** 【骨盤位】
胎児の尻や足が下を向き、子宮口のそばに位置した状態です。いわゆる逆子であり、分娩に困難を伴います。

□ 548 **external version** 【外回転術】
骨盤位を直す方法で、医師や助産師が腹部の上から手を当てて胎児を回します。

□ 549 **bloody show** 【おしるし】
分娩開始の徴候として、少量の血液が粘液に混じって排出されるものです。

□ 550 **contraction** 【子宮収縮】
胎児を子宮から子宮口、産道を経て外界へと押し出すための、リズミカルで進行的な一連の子宮の収縮のことです。

□ 551 **rupture of membranes** 【破水】
胎児を包む卵膜が破れて、中の羊水が膣から流れ出すことです。通常は陣痛が激しくなり、子宮口が全開になってから破水します。

□ 552 **dilation** 【開大】
分娩が近付くと、子宮の収縮で胎児の頭が子宮口をだんだん押し広げていきます。子宮口の広がり具合をこのように呼びます。

Unit 2

☐ Day 35

Listen)) CD-70

☐ 553
effacement
[iféismənt]
イ**フェ**イSマンT

名 頸管展退度 (けいかんてんたいど)
▸ 動 efface (〜を目立たないようにする)

☐ 554 ★ ❶発音注意
crowning
[kráuniŋ]
K**ラ**ウニンG

名 排臨 (はいりん)
動 crown (〈胎児の頭が〉膣口にのぞく)

☐ 555 ★
LDR (room)
[éldí:á:r (rú:m)]
エLディー**ア**ー / (**ル**ーM)

名 陣痛分娩室 (じんつうぶんべんしつ)
➕ LDR ▸ labor, delivery, and recovery [léibər dilívəri ənd rikávəri]

☐ 556 ★
delivery table
[dilívəri téibl]
ディ**リ**ヴァリ / **テ**ィBL

名 分娩台 (ぶんべんだい)
➕ 名 delivery (分娩)
➕ 名 table (テーブル、手術台)

☐ 557 ★
birth canal
[bɔ́:rθ kənǽl]
バー θ / カ**ナ** L

名 産道 (さんどう)
= parturient canal
➕ 名 canal (管)

☐ 558 ★ ❶発音注意
episiotomy
[ipì:ziátəmi]
イピージ**ア**タミ

名 会陰切開術 (えいんせっかいじゅつ)
= vaginoperineotomy、perineotomy

☐ 559 ★
push
[púʃ]
プシュ

動 いきむ
= push down、bear down

☐ 560 ★
placental delivery
[pləséntl dilívəri]
Pラ**セ**ンTL / ディ**リ**ヴァリ

名 胎盤娩出 (たいばんべんしゅつ)
= afterbirth (後産 (あとざん))
➕ 形 placental (胎盤の (たいばんの))
➕ 名 delivery (分娩 (ぶんべん))

Glossary 553-560
Labor Pains and Delivery

> 分娩台に乗やない、「フリースタイル」の分娩も増えていゆんらって。

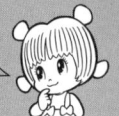

☐ 553 **effacement**【頸管展退度】
子宮収縮に伴い、子宮頸管が体部側に引っ張られ短縮することです。お産が近づいてくると、子宮頸管は短く、薄くなり、子宮口も開きやすくなります。

☐ 554 **crowning**【排臨】
娩出期に胎児の頭が骨盤出口に現れ、頭囲の最も大きい部分が陰裂の中にある状態です。

☐ 555 **LDR**【陣痛分娩室】
陣痛 (labor)、分娩 (delivery)、回復 (recovery) といった、出産にかかわるすべてのことに対応できる部屋です。産褥期 (postpartum) を表す P を加えたものは LDRP (room) と呼ばれます。

☐ 556 **delivery table**【分娩台】
最近は、分娩台にあおむけに寝るだけでなく、妊婦が好む姿勢で出産させてくれる病院もあります。

☐ 557 **birth canal**【産道】
胎児が分娩時に下降し、通過する経路です。骨産道 (bony birth canal) と、軟産道 (soft birth canal) に分類されます。

☐ 558 **episiotomy**【会陰切開術】
経腟分娩時に、腟出口部を拡大するために、会陰部を切開し児の娩出を容易にする手技です。

☐ 559 **push**【いきむ】
以下の例を参考に、実際に使ってみましょう。
例 Push. / Push down. / Bear down. (いきんで)
例 Keep pushing as long as you can. (息が続く限り、いきんで)

☐ 560 **placental delivery**【胎盤娩出】
胎児娩出直後から胎盤娩出までを分娩第3期と呼びます。

Unit 2

□ Day 36

Listen)) CD-71

□ 561 ★ ❶発音注意
vacuum extraction
[vǽkjuəm ikstrǽkʃən]
ヴァキアM / イクスTラKシャン

名 吸引分娩
- ➕ 名形 vacuum（真空、真空の）
- ➕ 名 extraction（摘出）

□ 562 ★
forceps delivery
[fɔ́ːrsəps dilívəri]
フォーサPS / ディリヴァリ

名 鉗子分娩
- ➕ 名 forceps（鉗子）
- ➕ 名 delivery（分娩）

□ 563 ★
C-section
[síːsèkʃən]
シーセKシャン

名 帝王切開
- ＝ Cesarean section [sizέəriən sékʃən]
- 俗 カイザー

□ 564 ★
elastic stocking
[ilǽstik stákiŋ]
イラSティK / SタキンG

名 弾性ストッキング
- ➕ 形 elastic（伸縮性の、弾性の）

□ 565
clamp
[klǽmp]
KラMP

名 クランプ
- 例 mosquito clamp（モスキート鉗子）

□ 566 ❶発音注意
dilator
[dailéitər]
ダイレイター

名 拡張器
- ＝ bougie（ブジー、消息子）

□ 567 ★
absorbent cotton
[æbsɔ́ːrbənt kátn]
アBソーバンT / カTN

名 脱脂綿
- ➕ 形 absorbent（吸収性の）
- ➕ 名 cotton（綿）

□ 568 ❶発音注意
antiseptic solution
[æntəséptik səlúːʃən]
アンタセPティK / サルーシャン

名 消毒液
- ＝ disinfectant
- ➕ 形 antiseptic（殺菌された）
- ➕ 名 solution（溶液、液剤）

Glossary 561-568

Labor Pains and Delivery

☐ 561 **vacuum extraction**【吸引分娩】
分娩時に急いで胎児を娩出させる必要があるときに、吸引分娩器を用いて児頭を牽引、娩出させる方法です。

☐ 562 **forceps delivery**【鉗子分娩】
経膣分娩において、緊急に児を引き出さなければならない場合に、鉗子を使用して自然分娩の手助けをする方法です。

562
forceps

☐ 563 **C-section**【帝王切開】
母親の腹部と子宮を切開して胎児を外科的に取り出す方法です。

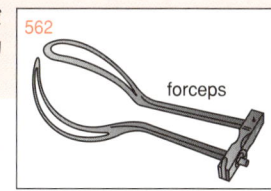

☐ 564 **elastic stocking**【弾性ストッキング】
ゴムを織り込んだ靴下で、下肢静脈瘤などの庇護に用います。

☐ 565 **clamp**【クランプ】
身体の構造物を把持するための器具です。

565-566
clamp
dilator

☐ 566 **dilator**【拡張器】
陥没構造になっている箇所や開口部を拡張するための器具です。

☐ 567 **absorbent cotton**【脱脂綿】
液体を素早く吸い上げるようにできている綿です。

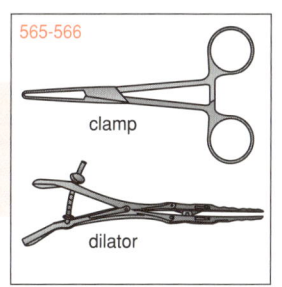

☐ 568 **antiseptic solution**【消毒液】
病原性微生物に対して殺菌効果がある薬剤です。

Unit 3　鎮痛と合併症
Analgesia and Complications

☐ Day 36

Listen))) CD-72

☐ 569 ★　　　❶発音注意
epidural anesthesia
[èpidjúərəl ænəsθíːziə]
エピデュアラL / アナSθィージア

🈩 硬膜外麻酔
= peridural anesthesia
➕ 形 epidural（硬膜外の）
➕ 名 anesthesia（麻酔〈法〉）

☐ 570 ★
preterm birth
[prìːtə́ːrm bə́ːrθ]
Pリーターm / バーθ

🈩 早産
= premature delivery
➕ 形 preterm（予定日より早い、早産の）▶ 例 preterm infant（早産児）

☐ 571　　　❶発音注意
hyperemesis
[hàipərémisis]
ハイパレミシS

🈩 悪阻
= hyperemesis gravidarum（妊娠悪阻）

☐ 572 ★
ectopic pregnancy
[ektápik prégnənsi]
エKタピK / プレGナンシ

🈩 子宮外妊娠
= heterotopic pregnancy、extrauterine pregnancy
➕ 形 ectopic（異所性の）　➕ 名 pregnancy（妊娠）

☐ 573 ★
threatened miscarriage
[θrétnd miskǽridʒ]
θレTND / ミSキャリジ

🈩 切迫流産
= threatened abortion
➕ 形 threatened（恐れのある、脅かされた）
➕ 名 miscarriage（〈自然〉流産）

☐ 574 ★
incompetent cervix
[inkámpətənt sə́ːrviks]
インカMパタンT / サーヴィKS

🈩 子宮頸管無力症
= incompetent cervical os
➕ 形 incompetent（機能不全の）
➕ 名 cervix（子宮頸管）

☐ 575 ★
PIH
[píːáiéitʃ]
ピーアイエイチ

🈩 妊娠高血圧症候群
= pregnancy-induced hypertension [prégnənsi indjúːst hàipərténʃən]
= preeclampsia（子癇前症）

☐ 576 ★　　　❶発音注意
eclampsia
[iklǽmpsiə]
イKラMPシア

🈩 子癇
例 puerperal eclampsia（産褥子癇）

Glossary 569-576
Analgesia and Complications

> PIHは、胎児にも妊婦にも危険が大きい。塩分過多に気を付け、良質の蛋白質を取ろう。

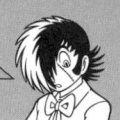

□ 569 **epidural anesthesia** 【硬膜外麻酔】
硬膜外腔内に局所麻酔薬を注入して痛みを取る麻酔法です。無痛分娩の麻酔にも使われます。

□ 570 **preterm birth** 【早産】
妊娠22週以降から37週未満までの出産です。

□ 571 **hyperemesis** 【悪阻】
病院での対処が必要になるほどつわり（morning sickness）が悪化することです。

□ 572 **ectopic pregnancy** 【子宮外妊娠】
子宮内腔以外の部分への受精卵の着床のことです。

□ 573 **threatened miscarriage** 【切迫流産】
妊娠22週までに出血や下腹部痛があり、胎児が失われる可能性がある状態です。

□ 574 **incompetent cervix** 【子宮頸管無力症】
陣痛を伴うことなく、閉じているはずの子宮頸管が開き、子宮口が開いてしまう病気です。切迫流産や切迫早産の原因の1つです。

□ 575 **PIH** 【妊娠高血圧症候群】
主に妊娠後期にみられる、高血圧と蛋白尿に代表される一連の疾患群の総称です。

□ 576 **eclampsia** 【子癇】
妊娠高血圧症候群によって起こった、妊産婦の意識消失や痙攣発作のことです。

Unit 3

□ Day 37

Listen 》CD-73

577 ★ ❶発音注意
gestational diabetes

[dʒestéiʃənəl dàiəbí:tis]
ジェSテイシャナL / ダイアビーティS

图 妊娠糖尿病
= gestational diabetes mellitus [GDM]
➕ 形 gestational (妊娠の、妊娠期間の)
➕ diabetes (糖尿病)

578 ★ ❶発音注意
abruptio placentae

[əbrʌ́pʃou pləsénti:]
アBラPショウ / Pラセンティー

图 常位胎盤早期剝離
= placental abruption、early separation of placenta

579 ★ ❶発音注意
placenta previa

[pləséntə prí:viə]
Pラセンタ / Pリーヴィア

图 前置胎盤
= placental presentation
➕ 图 placenta (胎盤)

580 ★ ❶発音注意
PROM

[prám]
Pラ M

图 前期破水
= premature rupture of membranes [prí:mətʃuə rʌ́ptʃər əv mémbreinz]
= premature membrane rupture

581
weak pains

[wí:k péinz]
ウィーK / ペインZ

图 微弱陣痛
例 primary weak pains (原発性微弱陣痛)

582 ★
IUGR

[áijú:dʒí:á:r]
アイユージーアー

图 子宮内胎児発育遅延
= intrauterine growth restriction [ìntrəjútərin gróuθ ristríkʃən]
= fetal growth retardation (胎児発育遅延)

583
multiple pregnancy

[mʌ́ltəpl prégnənsi]
マLタPL / PレGナンシ

图 多胎妊娠
➕ 形 multiple (多発の、多発性)
➕ 图 pregnancy (妊娠)

584 ★
stillbirth

[stílbà:rθ]
Sティ Lバ—θ

图 死産
= postmortem delivery
➕ 形 still (動かない、静止した) + birth (分娩、出産)
➕ 图 stillborn baby (死産児)

Glossary 577-584
Analgesia and Complications

☐ 577 **gestational diabetes**【妊娠糖尿病】
妊娠中に血糖値が高くなったり、血糖値が高い状態が初めて発見されたりした場合を指します。

☐ 578 **abruptio placentae**【常位胎盤早期剥離】
正常の位置にある胎盤が、胎児の娩出よりも前に子宮壁から剥離されることです。

☐ 579 **placenta previa**【前置胎盤】
胎盤が子宮下部に付着し、その一部が内子宮口に及ぶものを指してこう呼びます。

☐ 580 **PROM**【前期破水】
陣痛がまだ起こっていない段階で卵膜が破れ、羊水が子宮外に流れ出ることです。

☐ 581 **weak pains**【微弱陣痛】
陣痛が弱く、分娩が進行しない状態です。

☐ 582 **IUGR**【子宮内胎児発育遅延】
何らかの原因で子宮内での胎児発育に抑制または停止が起こり、正常範囲を逸脱して胎児が発育せず小さい状態を指す語です。

☐ 583 **multiple pregnancy**【多胎妊娠】
2児以上の胎児を妊娠することです。自然の発生頻度は1%程度ですが、排卵誘発剤の使用や体外受精をした場合などでは頻度が高くなります。双胎 (twins)、3胎 (triplets)、4胎 (quadruplets) なども覚えておきましょう。

☐ 584 **stillbirth**【死産】
死亡した胎児が妊娠12週以降に分娩されることです。

Unit 4 産後と新生児ケア
Postpartum and Neonatal Care

☐ Day 37

Listen 》CD-74

☐ 585 ★
afterpains
[ǽftərpèinz]
アフターペインZ

名 後陣痛
= postpartum uterine cramping

☐ 586 ★ ❶発音注意
puerperal fever
[pjuːə́ːrpərəl fíːvər]
ピューアーパラL / フィーヴァー

名 産褥熱
= childbed fever、metria
➕ 形 puerperal（産褥の）▶ 名 puerperium（産褥）

☐ 587 ★
lochia
[lóukiə]
ロウキア

名 悪露
= postpartum vaginal discharge
例 lochia rubra（赤色悪露）

☐ 588 ★
uterine involution
[júːtərin ìnvəlúːʃən]
ユータリン / インヴァルーシャン

名 子宮復古、子宮退縮
= involution of the uterus
➕ 形 uterine（子宮の）
➕ 名 involuttion（退縮、萎縮）

☐ 589
sore nipple
[sɔ́ːr nípl]
ソー / ニPL

名 乳頭痛
➕ 形 sore（痛い、ヒリヒリする）
➕ 名 nipple（乳頭）

☐ 590 ★ ❶発音注意
mastitis
[mæstáitis]
マSタイティS

名 乳腺炎
= mastadenitis
➕ mast-（乳房）+ -itis（炎症）

☐ 591 ★
postpartum depression
[pòustpáːrtəm dipréʃən]
ポウSTパータM / ディPレシャン

名 産後鬱病
= postpartum blues
➕ 形 postpartum（分娩後の）
➕ 名 depression（鬱病）

☐ 592 ★
contraceptive method
[kàntrəséptiv méθəd]
カンTラセPティV / メθァD

名 避妊法
➕ 形 名 contraceptive（避妊の、避妊薬）
➕ 名 method（方法）

Glossary 585-592
Postpartum and Neonatal Care

「授乳中は妊娠しない」んじゃなくて、妊娠しにくいだけだからや、注意しないとね!

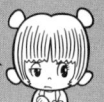

□ 585 **afterpains**【後陣痛】
分娩終了後の数日間にみられる、産褥初期の子宮収縮に伴う疼痛のことです。

□ 586 **puerperal fever**【産褥熱】
産褥期に子宮、およびその付属器などの細菌感染が起こって生じる熱性疾患です。

□ 587 **lochia**【悪露】
分娩後の産褥時に子宮から排出される出血などの分泌物の総称です。

□ 588 **uterine involution**【子宮復古】
出産後、子宮が正常な非妊娠時の大きさや状態に戻る過程です。

□ 589 **sore nipple**【乳頭痛】
授乳期に強い吸引刺激で乳頭に痛みが出ることです。

□ 590 **mastitis**【乳腺炎】
乳腺に起こる炎症です。治療は局所の安静を保ち、うっ滞乳汁の除去、冷罨法、抗炎症薬、抗生物質の投薬などを行います。

□ 591 **postpartum depression**【産後鬱病】
一般に、出産後3カ月以内に発病する鬱病性障害です。褥婦のうち約10%に発現します。

□ 592 **contraceptive method**【避妊法】
受胎を防ぐ目的で、精子による卵子の受精を防いだり、あるいは受精卵が子宮内膜に着床するのを防ぐことです。

Unit 4

☐ Day 38

Listen)) CD-75

593 ★ neonate ❶発音注意
[níːənèit]
ニーアネイT

名 新生児
= newborn infant
形 neonatal (新生児の)

594 ★ premature infant
[prìːmətʃúər ínfənt]
Pリーマ**チュ**アー / **イン**ファンT

名 未熟児
= low birth weight infant [LBWI] (低出生体重児)
⊕ 形 premature (早産の、未熟の)
⊕ 名 infant (乳児)

595 ★ Apgar score
[æpgɑːr skɔ́ːr]
アPガー / Sコー

名 アプガー指数
= newborn assessment
⊕ Virginia Apgar (アメリカの麻酔医。1909-1974)

596 fontanelle ❶発音注意
[fɑ̀ntnél]
ファンTネL

名 泉門 (せんもん)
= fonticulus

597 ★ meconium ❶発音注意
[mikóuniəm]
ミ**コ**ウニアM

名 胎便
例 meconium ileus (胎便性イレウス)

598 ★ neonatal jaundice ❶発音注意
[nìːounéitl dʒɔ́ːndis]
ニーオウ**ネ**イTL / **ジョー**ンディS

名 新生児黄疸 (しんせいじおうだん)
= icterus neonatorum、physiologic jaundice
⊕ 形 neonatal (新生児の)
⊕ 名 jaundice (黄疸) ▶ = icterus

599 ★ vernix
[vɔ́ːrniks]
ヴァーニKS

名 胎脂 (たいし)
= vernix caseosa

600 Mongolian blue spot
[mɑŋɡóuliən blúː spɑ́t]
モンG**ゴ**ウリアン / B**ルー** / S**パ**T

名 蒙古斑 (もうこはん)
= Mongolian macula
⊕ 形 Mongolian (蒙古人 (もうこじん) の)

Glossary 593-600
Postpartum and Neonatal Care

□ 593 **neonate**【新生児】
出生時から生後4週までの乳児を指します。

□ 594 **premature infant**【未熟児】
在胎37週未満で生まれた児を指す場合と、低出生体重児を指す場合があります。低出生体重児とは、出生体重が2500g未満の赤ちゃんのことです。

□ 595 **Apgar score**【アプガー指数】
新生児の生理状態を点数により評価する方法です。皮膚の色 (Appearance)、心拍数 (Pulse)、反射 (Grimace)、筋緊張 (Activity)、呼吸 (Respiration) のそれぞれの頭文字を取っています。

□ 596 **fontanelle**【泉門】
乳児の頭蓋にみられる、強靭な膜で覆われた骨の未癒合部分です。

□ 597 **meconium**【胎便】
出生後から3日目くらいまでに排出される、黒褐色あるいは緑色の粘調性の便です。

□ 598 **neonatal jaundice**【新生児黄疸】
大部分の新生児では、生後数日の間は血液中のビリルビン値が増加するため、皮膚と白眼の部分が黄色くなります。

□ 599 **vernix**【胎脂】
新生児の皮膚の表面を覆う、白色でグリース状の物質です。保温や皮膚の細菌感染を予防します。無理に取り除く必要はありません。

□ 600 **Mongolian blue spot**【蒙古斑】
先天的に発生する、幼児の、主に仙椎の部分の皮膚に出る薄青い灰色の母斑 (birthmark) のことです。アジア系、アフリカ系、アメリカ原住民の2～12歳の小児にみられます。

Unit 4

☐ Day 38

Listen))) CD-76

□ 601 ★ Moro reflex
[móʊrou ríːfleks]
モーロウ / リーＦレＫＳ

名 モロー反射
= startle reflex
● Moro ▶ Ernst Moro（ドイツの小児科医。1874-1951） ● 名 reflex（反射）

□ 602 ★ breastfeeding
[bréstfìːdɪŋ]
ＢレＳＴフィーディンＧ

名 授乳
≒ lactation

□ 603 ★ colostrum ❶発音注意
[kəlάstrəm]
カラＳＴラＭ

名 初乳
= foremilk

□ 604 latch-on
[lǽtʃ-ɑ̀n]
ラチ-アンＧ

名 ラッチオン
動 latch on ~（~を捕まえる、つかむ）

□ 605 ★ burping
[bə́ːrpɪŋ]
バーピンＧ

名 げっぷ
= belching

□ 606 ★ rooting reflex
[rúːtɪŋ ríːfleks]
ルーティンＧ / リーＦレＫＳ

名 哺乳反射、乳探し反射
≒ sucking reflex（吸引反射）
● 形 rooting（探る、探索する）
● 名 reflex（反射）

□ 607 ★ diaper ❶発音注意
[dáɪəpər]
ダイアパー

名 おむつ
例 diaper rash（おむつかぶれ）

□ 608 cradle hold
[kréɪdl hóʊld]
ＫレイＤＬ / ホゥＬＤ

名 横抱き
≒ football hold（フットボール抱き）
● 名 cradle（揺りかご、小児用ベッド）

Glossary 601-608
Postpartum and Neonatal Care

「粉ミルク」は英語では formula (フォーミュラ)。F1 レーシングカーと同じ言葉よのさ。

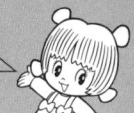

□ 601 **Moro reflex** 【モロー反射】

脳幹レベルでの反射の一種であり、驚いたように手を開き、肘を伸ばして両手を上げる反射です。大きな物音を立てたときによく見られます。

□ 602 **breastfeeding** 【授乳】

乳児に乳を飲ませることです。少なくとも生後6カ月までは、母乳で育児することが勧められています。

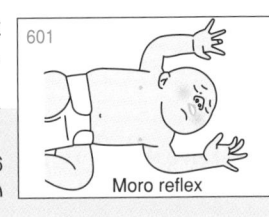

□ 603 **colostrum** 【初乳】

分娩後の数日間に分泌される乳汁です。白血球や蛋白質をたくさん含んだ免疫力の特に強い、濃い母乳です。

□ 604 **latch-on** 【ラッチオン】

授乳の際、赤ちゃんがしっかりと母親の乳頭をくわえることです。

□ 605 **burping** 【げっぷ】

赤ちゃんは母乳を飲むときに空気も一緒に飲み込むため、母乳を飲み終えたら必ずげっぷをさせて空気を出します。

□ 606 **rooting reflex** 【哺乳反射】

赤ちゃんの下唇に乳首をこすりつけた際の刺激で、赤ちゃんが口を開けることです。

□ 607 **diaper** 【おむつ】

「おしめ」とも呼ばれます。布おむつ (cloth diaper)、使い捨て紙おむつ (disposable diaper) があります。

□ 608 **cradle hold** 【横抱き】

授乳時の赤ちゃんの抱き方の1つで、赤ちゃんの体を横にして、母親の手と腕で支える方法です。

Unit 4

☐ Day 39

Listen)) CD-77

609 ★ SIDS ❶発音注意
[sídz]
シDZ

名 乳幼児突然死症候群
= sudden infant death syndrome [sʌ́dn ínfənt déθ síndroum]
= crib death (寝台死)

610 ★ cerebral palsy [CP] ❶発音注意
[sərí:brəl pɔ́:lzi]
サリーBラレ / ポーLジ

名 脳性(小児)麻痺
= spastic diplegia (麻痺性両側麻痺)
➕ **形** cerebral (大脳の、脳の)
➕ **名** palsy (麻痺)

611 ★ febrile seizure ❶発音注意
[fí:bril sí:ʒər]
フィーBリL / シージャー

名 熱性痙攣
= febrile convulsion
➕ **形** febrile (熱性の) ▶ **名** fever (熱)
➕ **名** seizure (痙攣) ▶ = convulsion

612 ★ exanthema subitum ❶発音注意
[ègzænθi:mə sʌ́bitəm]
エGザンθィーマ / サビタM

名 突発性発疹
= roseola infantum (小児バラ疹)
➕ **名** exanthema (発疹、皮疹)

613 ★ mumps ❶発音注意
[mʌ́mps]
マMPS

名 おたふくかぜ、流行性耳下腺炎
= epidemic parotitis
(借) ムンプス

614 ★ triple vaccine ❶発音注意
[trípl væksí:n]
TリPL / ヴァKシーン

名 三種混合ワクチン
= DTP vaccine

615 ★ chickenpox
[tʃíkənpɑ̀ks]
チカンパKS

名 水痘、水疱瘡
= varicella

616 ★ measles ❶発音注意
[mí:zlz]
ミーZLZ

名 麻疹、はしか
= rubeola、morbilli

Postpartum and Neonatal Care

☐ 609 SIDS 【乳幼児突然死症候群】
それまで元気だった赤ちゃんが、事故や窒息ではなく、眠っている間に突然死亡してしまう病気です。赤ちゃんをあおむけに寝かすことが勧められています。

☐ 610 cerebral palsy 【脳性麻痺】
出生前や出生時、あるいは出生直後に脳に受けた外傷がもとで筋肉の制御ができなくなり、痙攣や麻痺、神経障害が起こることです。

☐ 611 febrile seizure 【熱性痙攣】
熱によって引き起こされる発作です。生後6カ月から5歳までの小児の約5～8%にみられます。

☐ 612 exanthema subitum 【突発性発疹】
乳児や、ごく幼い小児に起こるウイルス感染症で、高熱が出た後に発疹が生じます。

☐ 613 mumps 【おたふくかぜ】
ウイルス感染症で、唾液腺が肥大して痛みます。

☐ 614 triple vaccine 【三種混合ワクチン】
ジフテリア (diphtheria)、破傷風 (tetanus)、百日咳 (pertussis) の3つの病原菌に対するワクチンです。頭文字を取って DTP (ワクチン) とも呼ばれます。

614

triple vaccine

☐ 615 chickenpox 【水痘】
水痘帯状疱疹ウイルスによって起こる、感染力が強い感染症の一種です。

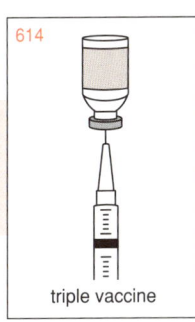

☐ 616 measles 【麻疹】
非常に感染力の強いウイルス感染症で、さまざまな症状と特徴的な発疹が現れます。

Unit 5 保健活動と終末期ケア
Public Health and Terminal Care

☐ Day 39

Listen » CD-78

☐ 617 ★
public health nurse [PHN]
[pʌ́blik hélθ nə́:rs]
パBりK / ヘLθ / ナーS

名 保健師
⊕ 名 public health (公衆衛生)

☐ 618 ★
home visiting nurse
[hóum vízitiŋ nə́:rs]
ホウM / ヴィジティンG / ナーS

名 訪問看護師
= visiting nurse

☐ 619
home care
[hóum kέər]
ホウM / ケアー

名 在宅ケア
≒ home based medical care (在宅医療)

☐ 620
housebound
[háusbàund]
ハウSバウンD

名 閉じこもり
≒ disuse syndrome (廃用症候群)

☐ 621 ★
disabled
[diséibld]
ディセイBLD

名 (the 〜で) 障害者
例 the physically disabled (身体障害者)

☐ 622 ★ ❶発音注意
vaccination
[væ̀ksənéiʃən]
ヴァKサネイシャン

名 予防接種
= immunization
動 vaccinate (〜に予防接種をする)

☐ 623 ★
cognitive function
[kάgnətiv fʌ́ŋkʃən]
カGナティV / ファンGKシャン

名 認知機能
⊕ 形 cognitive (認識の) ▶ 例 cognitive impairment (認知機能障害)
⊕ 名 function (機能)

☐ 624 ★ ❶発音注意
osteoporosis
[ὰstioupəróusis]
アSティオウパロウシS

名 骨粗鬆症
形 osteoporotic (骨粗鬆症の)
⊕ osteo- (骨) + 名 porosis (小孔形成、空洞形成)

Glossary 617-624
Public Health and Terminal Care

高齢者の寝たきりの原因は、脳血管障害（脳卒中など）に続き、骨折・転倒が第2位なんだ。

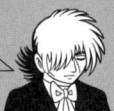

☐ 617 public health nurse【保健師】
保健所や市区町村において、各種健康診断、予防注射、妊婦の相談、育児の指導など地域住民の健康管理や保健指導を行います。

☐ 618 home visiting nurse【訪問看護師】
患者の家を訪問し看護を行う看護職者です。

☐ 619 home care【在宅ケア】
寝たきりの患者、難病や長期療養中の患者などを対象に、患者の自宅で行われるケアです。

☐ 620 housebound【閉じこもり】
高齢者が家の中に閉じこもって外に出ない生活が続くことです。

☐ 621 disabled【障害者】
肢体障害、心臓や呼吸器などの内部障害、視覚、聴覚、言語などの感覚障害、および、知的・精神的障害を持つ人の総称です。「the + 形容詞」で「〜である人」という意味になります。

☐ 622 vaccination【予防接種】
病気に対する免疫をつけるために、抗原物質（ワクチン）を投与することです。

☐ 623 cognitive function【認知機能】
思考、判断、記憶といった、脳の高次の機能の総称です。この機能の損傷（impairment）により、認知症、せん妄、健忘障害などが起きます。

☐ 624 osteoporosis【骨粗鬆症】
長年の生活習慣などにより、骨がスカスカになって骨折しやすくなる病気です。予防には、カルシウム接種や骨量維持のための運動が勧められます。

Unit 5

☐ Day 40

Listen)) CD-79

625 ★ birthrate
[bɜ́:rθrèit]
バーθレイT

名 出生率
= natality
≒ total fertility rate (合計特殊出生率)

626 ★ death rate
[déθ rèit]
デθ / レイT

名 死亡率
= mortality rate

627 ★ infant death rate
[ínfənt déθ réit]
インファンT / デθ / レイT

名 乳児死亡率
= infant mortality rate
⊕ 名 infant (乳児)

628 ★ communicable disease ❶発音注意
[kəmjúːnəkəbl dizíːz]
カミューナカBL / ディジーZ

名 伝染病
= contagious disease
⊕ 形 communicable (伝染性の)

629 ★ incidence rate ❶発音注意
[ínsədəns réit]
インサダンS / レイT

名 罹患率、発症率
= morbidity rate
≒ prevalence rate (有病率)
⊕ 名 incidence (〈病気などの〉発生率)

630 ★ life expectancy
[láif ikspéktənsi]
ライF / イKSペKタンシ

名 平均寿命
= mean life、natural span
⊕ 名 expectancy (予想、予測値)

631 empowerment
[impáuərmənt]
イMパウアーマンT

名 エンパワーメント、権限拡大
動 empower (〜に力を与える)

632 ★ sanitation
[sæ̀nətéiʃən]
サナテイシャン

名 衛生
動 sanitate (〜を衛生的にする)
例 food sanitation (食品衛生)

Glossary 625-632

Public Health and Terminal Care

☐ 625 **birthrate** 【出生率】
1人の女性が生涯で産む子供の数の平均を示す数字です。

☐ 626 **death rate** 【死亡率】
1年などの定められた期間内に、ある集団内で発生した死亡割合の推定値です。

☐ 627 **infant death rate** 【乳児死亡率】
乳児死亡 (infant death) とは、生後1年未満の乳児の死亡を指し、乳児死亡率は、出生1000に対する乳児死亡数を比率で示したものです。

☐ 628 **communicable disease** 【伝染病】
感染症 (infectious disease) の中で、人から人、動物から人、人から動物に伝播するものを指します。

☐ 629 **incidence rate** 【罹患率】
特定の期間内に集団に新たに生じた疾病の症例数を割合として示すものです。

☐ 630 **life expectancy** 【平均寿命】
0歳児が平均してあと何年生きられるかという指標です。

☐ 631 **empowerment** 【エンパワーメント】
人々や地域が、自分たちの生活への制御を獲得する過程です。

☐ 632 **sanitation** 【衛生】
人々の健康の維持と向上を図り、環境を整え疾病の予防に努めることです。

Unit 5

☐ Day 40

Listen)) CD-80

☐ 633 ★ terminal care
[tə́:rmənl kɛ́ər]
ターマNL / ケアー

名 終末期ケア、ターミナルケア
- ⊕ **形** terminal (終末の、末期の)

☐ 634 ★ dignity
[dígnəti]
ディGナティ

名 尊厳
- **例** death with dignity (尊厳死)

☐ 635 ★ spiritual distress
❶発音注意
[spíritʃuəl distrés]
SピリチュアL / ディSTレS

名 霊的苦悩
- ⊕ **形** spiritual (精神的な、霊的な)
- ⊕ **名** distress (悩み、苦痛)

☐ 636 ★ bereavement
[birí:vmənt]
ビリーVマンT

名 死別、先立たれること
- ⊕ **形** bereaved (先立たれた、取り残された)
- **名** the bereaved (家族を亡くした人)

☐ 637 grieving
[grí:viŋ]
Gリーヴィンg

名 悲嘆
- **動** grieve (深く悲しむ、悲嘆にくれる)
- **名** grief (深い悲しみ、悲痛) ▶ **例** grief car (悲嘆ケア、グリーフケア)

☐ 638 ★ palliative care
❶発音注意
[pǽlièitiv kɛ́ər]
パリエイティV / ケアー

名 緩和ケア
- ⊕ **形** palliative (軽減する、緩和する)

☐ 639 ★ organ donation
[ɔ́:rgən dounéiʃən]
オーガン / ドウネイシャン

名 臓器提供
- ⊕ **名** organ (臓器)
- ⊕ **名** donation (提供、寄贈) ▶ **例** tissue donation (組織提供)

☐ 640 ★ organ transplantation
[ɔ́:rgən trænsplæntéiʃən]
オーガン / TランSPランテイシャン

名 臓器移植
= organ transplant
- ⊕ **名** organ (臓器) ⊕ **名** transplantation (移植)
- ⊕「骨移植」は bone graft。

Glossary 633-640
Public Health and Terminal Care

臓器提供については、決断する家族の心の負担も考えて十分話し合おう。学習お疲れさま！

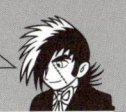

☐ 633 terminal care【終末期ケア】
回復が期待されず、かつ死が迫っている末期患者 (terminally ill patient) に対して、全人的苦痛（身体的、精神的、社会的、霊的な苦痛）の緩和、家族へのケア、尊厳ある死を迎える支援を行うことです。

☐ 634 dignity【尊厳】
個人を尊く厳かな存在と考え、すべての個人が人間として有する気高い人格を、不可侵のものとして相互に尊重することです。

☐ 635 spiritual distress【霊的苦悩】
看護診断の1つです。患者が心の拠り所（神など）から見捨てられたと思い、自己の存在と意味の消失から生まれる苦痛をこのように呼びます。

☐ 636 bereavement【死別】
「愛する人と死に別れること」を指す語です。

☐ 637 grieving【悲嘆】
看護診断の1つです。自分の人生にとって重要な意味を持つ人や、物を失ったときに経験する、さまざまな感情の反応です。

☐ 638 palliative care【緩和ケア】
生命を脅かす疾患に直面した患者とその家族に対して、痛み、身体的問題、心理社会的問題、霊的問題に対処し、生活の質を改善するためのアプローチです。

☐ 639 organ donation【臓器提供】
自身の臓器を人に提供することで、臓器提供意思表示カード (organ donor card) は、脳死下または心臓停止後の臓器提供の意思表示となります。

639 organ donor card
臓器提供意思表示カード

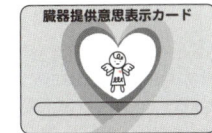

☐ 640 organ transplantation【臓器移植】
提供者 (donor) から受容者 (recipient) に臓器を移し植える医療行為です。臓器以外の移植には骨髄移植 (bone marrow transplantation) があります。

知っておきたい 医学英語トリビア ❹

ここでは、Chapter 4 で学習した医学英語にまつわる豆知識や知っておくとためになる情報を紹介します。

さまざまな声かけ表現

ここでは、患者さんへの声かけの表現を見ていきます。いろいろな表現を覚えて、円滑なコミュニケーションを取れるようになりましょう。

❶ 患者さんへの声かけ

病気になった患者さんを励まし、治療へ向かう気力を与えるには、どんな言葉が必要でしょうか。

患者さんの部屋に入って話を聞くときは、ドアのところに立ったり、椅子の端に腰かけたりせずに、患者さんのそばに座り、しっかり患者さんの目を見て話をしましょう。患者さんに話をリードしてもらい、できるだけ聞き役に徹します。その際、I see.（そうですか）のような相づちを打つことで、「あなたの話をしっかり聞いていますよ」ということを伝えましょう。以下に例を挙げます。

☐ What do you understand about your diagnosis?
（診断についてどうご理解されましたか）
☐ Is there anything you don't understand about the doctor's explanation?
（医者の説明で分からないところはありますか）
☐ It must be very difficult for you to deal with this.（とても辛いことでしょうね）
☐ Just know that I am here to listen whenever you are ready.
（お気持ちを話す気になったらいつでも聞きますよ）
☐ We are here to support you in whatever you need.（私たちが全力でサポートします）
☐ Let's do it together!（一緒に頑張りましょう）
☐ Whenever you need to vent, I'm all ears.（愚痴を言いたくなったら、いつでも聞きますよ）
☐ Tell me how I can help.（お役に立てることなら何でも私に言ってください）
☐ Calm down, please.（落ち着いてください）
☐ We'll do our best.（全力を尽くします）
☐ I'm here with you.（あなたのそばにいますよ）
☐ I'm very sorry.（お気の毒です）
☐ You really had a hard time, didn't you?（本当に辛かったでしょうね）

❷ 妊婦さんへの声かけ

病気の患者さんに対しては、時に「頑張りましょう」「心配しないで」といった励ましが禁句となる場合もありますが、妊婦さんたちには十分な励ましが必要です。分娩台の妊婦さんを励ます言葉をできるだけたくさん覚えて、声かけしましょう。

☐ You're doing great.（大丈夫ですよ）
☐ Don't worry.（心配しないで）
☐ Everything is fine.（大丈夫ですよ）
☐ That's good.（いいですよ）
☐ Well done. Great job.（よくやりましたね）
☐ You did very well.（頑張りましたね）
☐ You made it.（やりましたね）
☐ Good for you.（よかったですね）
☐ Congratulations!（おめでとうございます）

Parts of Body

ここでは、身体の部位の名称を覚えましょう。身体の前側（anterior）と後側（posterior）に分けて見ていきます。

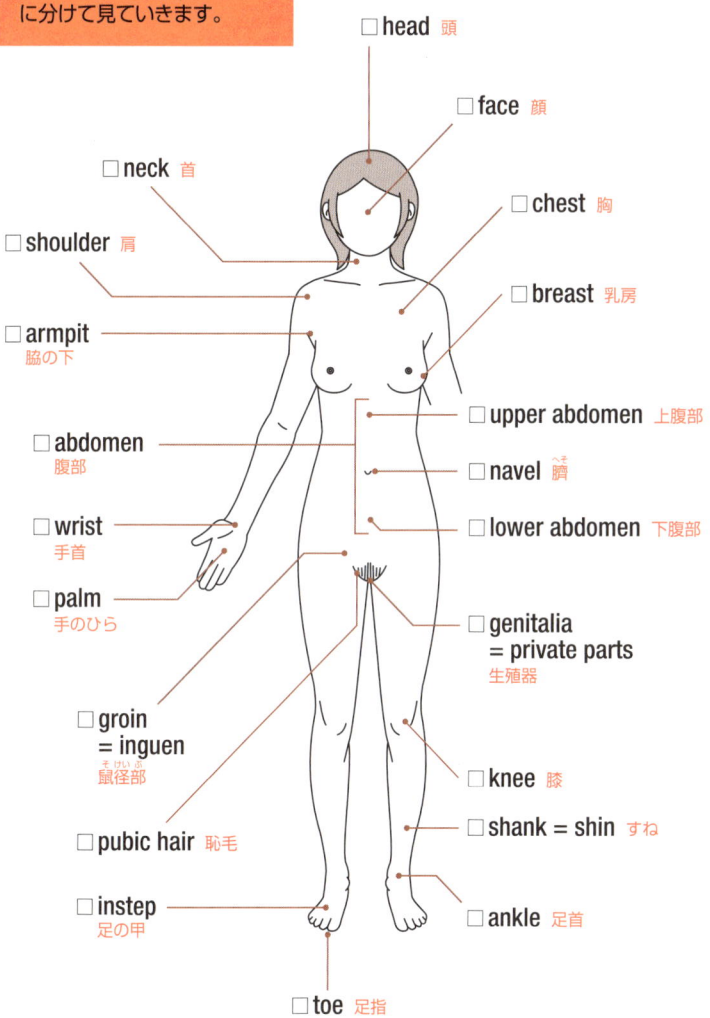

anterior

- ☐ head 頭
- ☐ face 顔
- ☐ neck 首
- ☐ chest 胸
- ☐ shoulder 肩
- ☐ breast 乳房
- ☐ armpit 脇の下
- ☐ upper abdomen 上腹部
- ☐ abdomen 腹部
- ☐ navel へそ/臍
- ☐ wrist 手首
- ☐ lower abdomen 下腹部
- ☐ palm 手のひら
- ☐ genitalia = private parts 生殖器
- ☐ groin = inguen 鼠径部
- ☐ knee 膝
- ☐ pubic hair 恥毛
- ☐ shank = shin すね
- ☐ instep 足の甲
- ☐ ankle 足首
- ☐ toe 足指

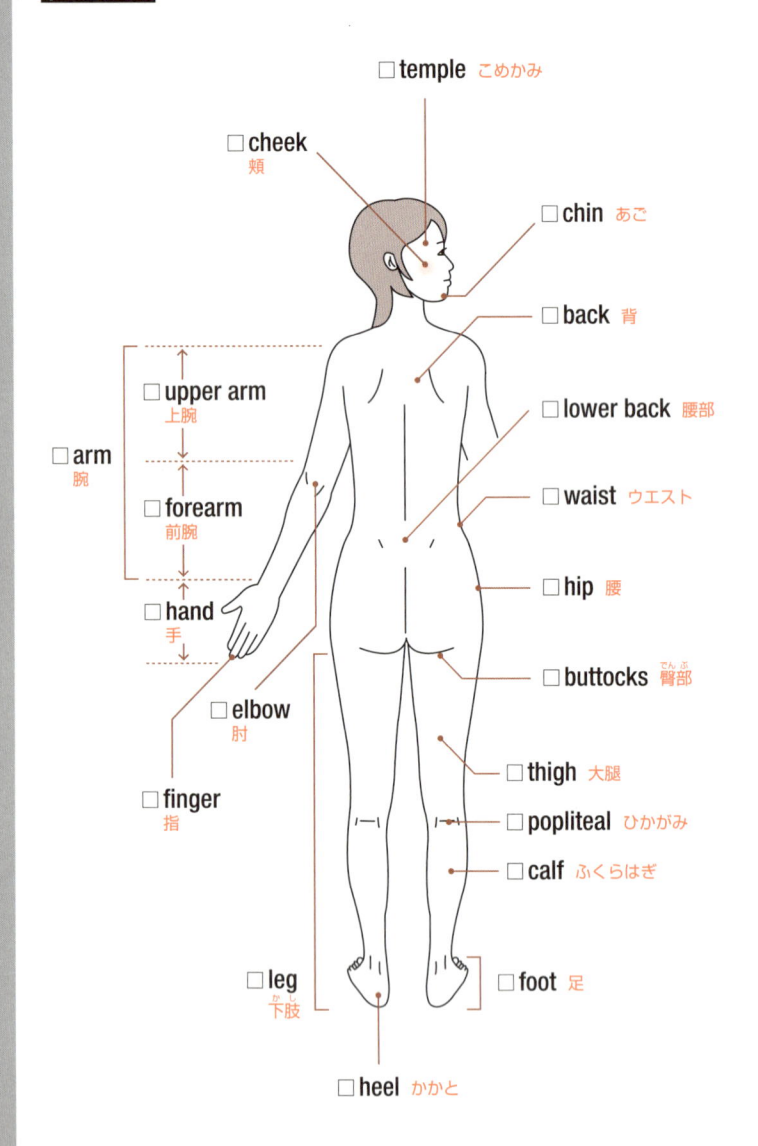

posterior

- temple こめかみ
- cheek 頬
- chin あご
- back 背
- upper arm 上腕
- lower back 腰部
- arm 腕
- forearm 前腕
- waist ウエスト
- hip 腰
- hand 手
- buttocks 臀部
- elbow 肘
- finger 指
- thigh 大腿
- popliteal ひかがみ
- calf ふくらはぎ
- leg 下肢
- foot 足
- heel かかと

INDEX

英語索引（アルファベット順）
▸ p.180-185

日本語索引（五十音順）
▸ p.186-191

＊それぞれの語の右側にある数字は、見出し語の番号を表しています。

English Index
英語索引

A

- [ ] abdominal breathing 019
- [ ] abdominal circumference 537
- [ ] abnormal bowel sound 390
- [ ] abruptio placentae 578
- [ ] absorbent cotton 567
- [ ] acceptance 145
- [ ] active listening 149
- [ ] activity intolerance 172
- [ ] acute pain 184
- [ ] adhesive tape 510
- [ ] administer 215
- [ ] admissions office 274
- [ ] advance directive 153
- [ ] affected side 138
- [ ] afterpains 585
- [ ] airway clearance 203
- [ ] airway maintenance 368
- [ ] airway secretion 204
- [ ] alcohol swab 222
- [ ] alleviating anxiety 335
- [ ] Alzheimer disease 445
- [ ] amniotic fluid 517
- [ ] analgesic 236
- [ ] anemia 391
- [ ] angina pectoris 325
- [ ] angiogram 256
- [ ] anorexia 384
- [ ] antibiotic 239
- [ ] anticancer drug 238
- [ ] anticoagulant 240
- [ ] antiseptic solution 568
- [ ] aorta 307
- [ ] aortic aneurysm 327
- [ ] apex beat 012
- [ ] Apgar score 595
- [ ] apnea 349
- [ ] appendicitis 404
- [ ] appendix 379
- [ ] apply 220
- [ ] armpit 004
- [ ] arrhythmia 316
- [ ] arteriosclerosis 328
- [ ] articulation disorder 429
- [ ] ascites 388
- [ ] aseptic technique 185
- [ ] aspiration 207
- [ ] aspirator 202
- [ ] ataxia 419
- [ ] atelectasis 350
- [ ] atrium 305
- [ ] audiometer 267
- [ ] auscultation 021
- [ ] autopsy 272
- [ ] axillary temperature 005

B

- [ ] bacterial culture 268
- [ ] bad breath 079
- [ ] bad cholesterol 255
- [ ] barium enema [BE] 407
- [ ] bed bath 141
- [ ] bedpan 092
- [ ] bedridden patient 112
- [ ] bedside cabinet 133
- [ ] bedside rail 131
- [ ] bereavement 636
- [ ] biopsy 271
- [ ] birth canal 557
- [ ] birth defect 542
- [ ] birthrate 625
- [ ] bite block 076
- [ ] bleeding 035
- [ ] blister 111
- [ ] blood circulation 144
- [ ] blood gas analysis 353
- [ ] blood pressure [BP] 025
- [ ] blood sample 249
- [ ] blood sugar 250
- [ ] blood transfusion 498
- [ ] blood type incompatibility 529
- [ ] bloody show 549
- [ ] bloody stool 387
- [ ] bloody urine 463
- [ ] blurred vision 048
- [ ] body mechanics 106
- [ ] body temperature 002
- [ ] bone marrow puncture 269
- [ ] bony prominence 116
- [ ] bowel movement 090
- [ ] brachial artery 014
- [ ] bradycardia 318
- [ ] brain tumor 444
- [ ] breastfeeding 602
- [ ] breathing pattern 173
- [ ] breech presentation 547
- [ ] bronchial asthma 358
- [ ] bronchitis 357
- [ ] bronchofiberscope 355
- [ ] bronchus 342
- [ ] burning pain 062
- [ ] burping 605
- [ ] butterfly needle 233

C

- [ ] cardiac catheterization 323
- [ ] cardiac output [CO] 030
- [ ] cardiopulmonary arrest [CPA] 155
- [ ] cardiopulmonary resuscitation [CPR] 501
- [ ] cardiotonic 333

- ☐ cardiovascular department 290
- ☐ cashier's office 280
- ☐ cecum 378
- ☐ central nervous system [CNS] 415
- ☐ cephalic presentation 546
- ☐ cerebellum 414
- ☐ cerebral aneurysm 443
- ☐ cerebral angiography 434
- ☐ cerebral death 157
- ☐ cerebral edema 442
- ☐ cerebral hemorrhage 437
- ☐ cerebral infarction 436
- ☐ cerebral palsy [CP] 610
- ☐ cerebrum 409
- ☐ charting 165
- ☐ chemotherapy 209
- ☐ chest pain 313
- ☐ chickenpox 615
- ☐ cholecystitis 400
- ☐ circulating nurse 486
- ☐ cirrhosis 398
- ☐ clamp 565
- ☐ client 151
- ☐ cloudy urine 464
- ☐ coated tongue 078
- ☐ cognitive function 623
- ☐ colic 058
- ☐ colostrum 603
- ☐ coma 424
- ☐ comfort 107
- ☐ commode 088
- ☐ common carotid artery 013
- ☐ communicable disease 628
- ☐ complete bed rest [CBR] 330
- ☐ complete blood count [CBC] 251
- ☐ complication 039
- ☐ computed tomography [CT] scan 262
- ☐ consent 481
- ☐ constipation 382
- ☐ contamination 188
- ☐ contraceptive method 592
- ☐ contraction 550
- ☐ contracture 109
- ☐ contrast agent 263
- ☐ convulsion 417
- ☐ COPD 363
- ☐ coronary artery 311
- ☐ cough 345
- ☐ cradle hold 608
- ☐ crowning 554
- ☐ C-section 563
- ☐ cuff 027
- ☐ cyanosis 315
- ☐ cystitis 468

D

- ☐ daily dose 212
- ☐ day surgery 491
- ☐ death certificate 159
- ☐ death rate 626
- ☐ deep breath 022
- ☐ deep vein thrombosis [DVT] 485
- ☐ defibrillation 334
- ☐ deficient knowledge 177
- ☐ dehydration 038
- ☐ delirium 432
- ☐ delivery table 556
- ☐ dementia 446
- ☐ denture 075
- ☐ dermatology 301
- ☐ diabetes 476
- ☐ diagnosis 162
- ☐ dialysis 453
- ☐ diaper 607
- ☐ diaphragm 344
- ☐ diarrhea 383
- ☐ diastolic pressure 029
- ☐ diencephalon 410
- ☐ dignity 634
- ☐ dilation 552
- ☐ dilator 566
- ☐ director of nursing 282
- ☐ disabled 621
- ☐ disimpaction 095
- ☐ disinfection 189
- ☐ disorientation 420
- ☐ dissolve 214
- ☐ disturbed body image 178
- ☐ disuse syndrome 126
- ☐ diuretic 331
- ☐ DNR 154
- ☐ dorsal artery of foot 016
- ☐ drainage 499
- ☐ dressing 511
- ☐ drip rate 224
- ☐ droplet infection 190
- ☐ dry mouth 049
- ☐ due date 525
- ☐ dull pain 059
- ☐ duodenum 372
- ☐ dysphasia 428
- ☐ dyspnea 347
- ☐ dystocia 543
- ☐ dysuria 461

E

- ☐ ear ringing 046
- ☐ early ambulation 127
- ☐ eating disorder 066
- ☐ echocardiogram 322
- ☐ eclampsia 576
- ☐ ectopic pregnancy 572
- ☐ edema 036
- ☐ effacement 553

- ☐ elastic stocking 564
- ☐ electrocardiogram 321
- ☐ electroencephalogram [EEG] 433
- ☐ electrolyte balance 500
- ☐ electromyogram 264
- ☐ elimination 081
- ☐ emergency room [ER] 304
- ☐ emesis basin 077
- ☐ empathy 146
- ☐ emphysema 362
- ☐ empowerment 631
- ☐ encephalitis 439
- ☐ endocrine 473
- ☐ endocrinology 300
- ☐ endoscope 393
- ☐ endotracheal tube 497
- ☐ enema 094
- ☐ epidural anesthesia 569
- ☐ epilepsy 447
- ☐ episiotomy 558
- ☐ esophageal varices 394
- ☐ esophagus 370
- ☐ every two hours 123
- ☐ exanthema subitum 612
- ☐ expectorant 367
- ☐ external version 548

F

- ☐ faint 421
- ☐ family history [FH] 243
- ☐ family processes 179
- ☐ fatigue 042
- ☐ favorite site 115
- ☐ febrile seizure 611
- ☐ fecal incontinence 096
- ☐ fetal heartbeat 534
- ☐ fetal movement 539
- ☐ fetal position 545
- ☐ fetus 520
- ☐ fever 034
- ☐ first trimester 536
- ☐ fluid volume 168
- ☐ Foley catheter 087
- ☐ fontanelle 596
- ☐ foot bath 142
- ☐ forceps delivery 562
- ☐ Fowler position 104
- ☐ frequent urination 462
- ☐ fundal height 538

G

- ☐ gallbladder 374
- ☐ gas exchange 169
- ☐ gastric irrigation 396
- ☐ gastric ulcer 395
- ☐ gastroenterology 291
- ☐ general anesthesia 489
- ☐ general diet 067
- ☐ genital wash 143
- ☐ gestation 524
- ☐ gestational diabetes 577
- ☐ Glasgow Coma Scale [GCS] 448
- ☐ glycosuria 260
- ☐ gown technique 187
- ☐ greater trochanter 119
- ☐ grieving 637
- ☐ gynecology 298

H

- ☐ hallucination 041
- ☐ head nurse 285
- ☐ headache 055
- ☐ heart failure 324
- ☐ heel bone 120
- ☐ height 245
- ☐ hemiplegia 423
- ☐ hemoptysis 348
- ☐ hepatic encephalopathy 399
- ☐ hepatitis 397
- ☐ hiccup 051
- ☐ high urea level 455
- ☐ history taking 241
- ☐ hoarse voice 352
- ☐ holistic medicine 152
- ☐ home care 619
- ☐ home pregnancy test 522
- ☐ home visiting nurse 618
- ☐ hospital gown 137
- ☐ hot pack 512
- ☐ housebound 620
- ☐ hyperemesis 571
- ☐ hypertension [HTN] 031
- ☐ hyperthermia 183
- ☐ hyperthyroidism 480
- ☐ hypoglycemia 479
- ☐ hypotension 032

I

- ☐ ileus 402
- ☐ iliac bone 118
- ☐ immobility 113
- ☐ immunity 530
- ☐ impaired swallowing 167
- ☐ incidence rate 629
- ☐ incompetent cervix 574
- ☐ incontinence 084
- ☐ increased perspiration 320
- ☐ indefinite complaint 040
- ☐ infant death rate 627
- ☐ infection route 191
- ☐ insert 217
- ☐ insomnia 043
- ☐ intake and output 329
- ☐ intensive care unit [ICU] 303
- ☐ intermittent pain 061
- ☐ internal medicine 289
- ☐ intracranial pressure [ICP] 441

- [ ] intradermal injection 229
- [ ] intramuscular injection [IM] 231
- [ ] intravenous drip [IV] 223
- [ ] intravenous injection 232
- [ ] itch 053
- [ ] IUGR 582
- [ ] IV stand 134

J

- [ ] jaundice 389

K

- [ ] kidney 449

L

- [ ] laboratory 275
- [ ] laboratory technician 288
- [ ] labored breathing 023
- [ ] laparotomy 493
- [ ] large intestine 377
- [ ] larynx 339
- [ ] lassitude 037
- [ ] last period 523
- [ ] latch-on 604
- [ ] lateral position 102
- [ ] laxative 093
- [ ] LDR (room) 555
- [ ] level of consciousness [LOC] 502
- [ ] life expectancy 630
- [ ] lifestyle modification 336
- [ ] light reflex 430
- [ ] liquid diet 069
- [ ] liver 373
- [ ] localized pain 060
- [ ] lochia 587
- [ ] loss of consciousness [LOC] 426
- [ ] lower-back pain 044
- [ ] low-salt diet 070
- [ ] lung 343

M

- [ ] major surgery 492
- [ ] malignant 494
- [ ] malpractice 160
- [ ] mastitis 590
- [ ] maternal handbook 527
- [ ] meal assistance 065
- [ ] measles 616
- [ ] meconium 597
- [ ] medical history 242
- [ ] medulla oblongata 413
- [ ] meningitis 440
- [ ] metabolism 477
- [ ] metastatic lesion 392
- [ ] midbrain 411
- [ ] midstream urine 258
- [ ] migraine 056
- [ ] miscarriage 541
- [ ] moisture 121
- [ ] Mongolian blue spot 600
- [ ] morning sickness 540
- [ ] Moro reflex 601
- [ ] motor paralysis 422
- [ ] multiple pregnancy 583
- [ ] mumps 613
- [ ] myocardial infarction [MI] 326
- [ ] myocardium 312

N

- [ ] nasal cannula 197
- [ ] nasal cavity 337
- [ ] nasogastric [NG] tube 072
- [ ] nausea 385
- [ ] needle 228
- [ ] neonatal jaundice 598
- [ ] neonate 593
- [ ] nephrology 292
- [ ] nephrosis 451
- [ ] neurosurgery 295
- [ ] nonverbal communication 150
- [ ] normal birth 544
- [ ] nosocomial infection 192
- [ ] NPO 483
- [ ] number two 091
- [ ] numbness 418
- [ ] nurse call button 130
- [ ] nurse's aide 286
- [ ] nursing intervention 161
- [ ] nursing record 163
- [ ] nursing supervisor 284
- [ ] nutrition department 279

O

- [ ] objective data 248
- [ ] obstetrics 297
- [ ] ointment 218
- [ ] ophthalmoscope 266
- [ ] oral 210
- [ ] oral hygiene 073
- [ ] oral mucosa 205
- [ ] oral temperature 006
- [ ] organ donation 639
- [ ] organ transplantation 640
- [ ] orthopedics 296
- [ ] orthopneic position 097
- [ ] osteoporosis 624
- [ ] ostomy care 408
- [ ] outpatient reception 273
- [ ] overbed table 132
- [ ] oxygen flow meter 196
- [ ] oxygen mask 195
- [ ] oxygen outlet 135

P

- [ ] pain 057
- [ ] painful urination 465

- ☐ palliative care 638
- ☐ palpation 009
- ☐ palpitation 314
- ☐ pancreas 375
- ☐ pancreatitis 401
- ☐ Pap smear 533
- ☐ parenteral solution 225
- ☐ pathological diagnosis 270
- ☐ patient education 164
- ☐ patient's room 129
- ☐ pediatrics 299
- ☐ perioperative care 496
- ☐ peripheral nervous system [PNS] 416
- ☐ peristalsis 406
- ☐ pharmacy 278
- ☐ pharynx 338
- ☐ physical examination 244
- ☐ physical mobility 170
- ☐ PIH 575
- ☐ pituitary gland 475
- ☐ placenta 518
- ☐ placenta previa 579
- ☐ placental delivery 560
- ☐ platelet [PLT] 254
- ☐ pleural fluid 364
- ☐ pneumonia 359
- ☐ pons 412
- ☐ poor nutrition 122
- ☐ position change 105
- ☐ postmortem procedure 158
- ☐ postoperative complication 503
- ☐ postpartum depression 591
- ☐ postural drainage 365
- ☐ pregnancy notification form 526
- ☐ premature beat 319
- ☐ premature infant 594
- ☐ prenatal care 521
- ☐ preoperative procedure 482
- ☐ president 281
- ☐ pressure reduction device 125
- ☐ pressure sore 114
- ☐ preterm birth 570
- ☐ prevent 124
- ☐ pricking pain 063
- ☐ primipara 528
- ☐ privacy protection 140
- ☐ prognosis 495
- ☐ PROM 580
- ☐ prone position 101
- ☐ prostate gland 459
- ☐ prostatic hyperplasia 472
- ☐ prostatitis 471
- ☐ protein intake 456
- ☐ proteinuria 259
- ☐ psychiatry 302
- ☐ PTSD 180
- ☐ public health nurse [PHN] 617
- ☐ puerperal fever 586
- ☐ pulmonary artery [PA] 309
- ☐ pulmonary embolism [PE] 361
- ☐ pulmonary function 356
- ☐ pulmonary vein [PV] 310
- ☐ pulse oximeter 194
- ☐ pulse rate 010
- ☐ pulse rhythm 011
- ☐ pupillary dilatation 156
- ☐ purulent sputum 208
- ☐ push 559
- ☐ pyelonephritis 450

R
- ☐ radial artery 015
- ☐ radiology 277
- ☐ range of motion [ROM] 108
- ☐ rapport 148
- ☐ rash 052
- ☐ rectal temperature 007
- ☐ rectum 380
- ☐ red blood cell [RBC] 252
- ☐ redness of the skin 110
- ☐ regional anesthesia 490
- ☐ renal failure 452
- ☐ reservoir mask 199
- ☐ respiration rate 017
- ☐ retinopathy 478
- ☐ risk for falls 182
- ☐ risk for injury 181
- ☐ rooting reflex 606
- ☐ rub 221
- ☐ rubella 531
- ☐ rupture of membranes [ROM] 551

S
- ☐ sacral bone 117
- ☐ saliva 206
- ☐ salivary gland 369
- ☐ sanitation 632
- ☐ saturation 193
- ☐ scalpel 505
- ☐ scissors 507
- ☐ scrub nurse 487
- ☐ sedative 237
- ☐ seizure 431
- ☐ self-care deficit 175
- ☐ self health management 166
- ☐ self-respect 147
- ☐ sepsis 504
- ☐ shallow breathing 024
- ☐ shaving 484
- ☐ SIDS 609
- ☐ Sims position 103
- ☐ sitting square 098
- ☐ skin turgor 405

- ☐ small intestine 376
- ☐ somnolence 425
- ☐ sore nipple 589
- ☐ sore throat 045
- ☐ sphygmomanometer 026
- ☐ spiritual distress 635
- ☐ spout cup 080
- ☐ sputum 346
- ☐ sputum culture 354
- ☐ staff doctor 283
- ☐ standard precaution 488
- ☐ standing position 099
- ☐ sterilized glove 186
- ☐ stethoscope 020
- ☐ stillbirth 584
- ☐ stomach 371
- ☐ stomachache 381
- ☐ stool 089
- ☐ stroke 435
- ☐ student nurse 287
- ☐ subarachnoid hemorrhage [SAH] 438
- ☐ subcutaneous injection [SQ] 230
- ☐ subjective data 247
- ☐ sublingual tablet 213
- ☐ suction 201
- ☐ suction outlet 136
- ☐ superior vena cava [SVC] 308
- ☐ supine position 100
- ☐ suppository 216
- ☐ surgery 294
- ☐ surgical recovery 171
- ☐ suture 508
- ☐ suture needle 509
- ☐ symptom 033
- ☐ syphilis 532
- ☐ syringe 227
- ☐ systolic pressure 028

T

- ☐ tablet 211
- ☐ tachycardia 317
- ☐ tenderness 054
- ☐ terminal care 633
- ☐ testicle 460
- ☐ therapeutic diet 068
- ☐ thermometer 003
- ☐ thirst 050
- ☐ thoracic breathing 018
- ☐ thoracic drainage 366
- ☐ threatened miscarriage 573
- ☐ three-way stopcock 234
- ☐ throbbing pain 064
- ☐ thyroid gland 474
- ☐ tissue perfusion 174
- ☐ toilet support 082
- ☐ tongue depressor 074
- ☐ topical treatment 219
- ☐ tourniquet 235
- ☐ trachea 341
- ☐ tracheostomy tube 198
- ☐ transfer 128
- ☐ transvaginal scan 535
- ☐ treatment room 276
- ☐ tremor 427
- ☐ triple vaccine 614
- ☐ tube feeding 071
- ☐ tuberculosis [TB] 360
- ☐ tweezers 506

U

- ☐ ulcerative colitis [UC] 403
- ☐ umbilical cord 519
- ☐ unaffected side 139
- ☐ unilateral neglect 176
- ☐ upper airway 340
- ☐ ureter 457
- ☐ urinal 085
- ☐ urinary bladder 458
- ☐ urinary catheterization 086
- ☐ urinary retention 466
- ☐ urinary stone 469
- ☐ urinary tract infection [UTI] 470
- ☐ urinary urgency 467
- ☐ urine 083
- ☐ urine analysis 257
- ☐ urology 293
- ☐ uterine cervix 514
- ☐ uterine involution 588
- ☐ uterine tube 516
- ☐ uterus 515

V

- ☐ vaccination 622
- ☐ vacuum extraction 561
- ☐ vagina 513
- ☐ vasodilator 332
- ☐ ventilator 200
- ☐ ventricle 306
- ☐ vernix 599
- ☐ vertigo 047
- ☐ vial 226
- ☐ visual acuity test 265
- ☐ vital sign 001
- ☐ vomiting 386

W

- ☐ waste product 454
- ☐ weak pains 581
- ☐ weight 246
- ☐ wheeze 351
- ☐ white blood cell [WBC] 253
- ☐ within normal limits [WNL] 008

X

- ☐ X-ray examination 261

何語クリアできましたか？ 1 ☐ 2 ☐

Japanese Index
日本語索引
*動詞はp.191に掲載

あ
- 悪性の 494
- 悪玉コレステロール 255
- 浅い呼吸 024
- 圧痛 054
- アプガー指数 595
- アルコール綿 222
- アルツハイマー病 445
- 安楽 107

い
- 胃 371
- 胃潰瘍 395
- 医局医師 283
- 意識消失 426
- 意識レベル 502
- 異常腸音 390
- 胃洗浄 396
- 痛み 057
- 1日の服用量 212
- 胃痛 381
- 一般食 067
- 移動 128
- 移動式トイレ 088
- 医療過誤 160
- 院長 281
- 咽頭 338
- 院内感染 192
- 陰部洗浄 143

う
- うんち 091
- 運動失調 419
- 運動麻痺 422

え
- 衛生 632
- 栄養科 279
- 会陰切開術 558
- 腋窩温 005
- X線検査 261
- 嚥下障害 167
- 延髄 413
- エンパワーメント 631

お
- 横隔膜 344
- 黄疸 389
- 嘔吐 386
- オーバーテーブル 132
- おしるし 549
- 汚染 188
- 悪阻 571
- おたふくかぜ 613
- おむつ 607
- 悪露 587
- 温罨法 512

か
- 外回転術 548
- 会計課 280
- 開大 552
- 開腹術 493
- 潰瘍性大腸炎 403
- 外来受付 273
- 外来手術 491
- ガウンテクニック 187
- 化学療法 209
- 喀痰 346
- 喀痰培養 354
- 拡張器 566
- 拡張期血圧 029
- 臥床患者 112
- 下垂体 475
- ガス交換 169
- かすみ目 048
- 家族機能 179
- 家族歴 243
- 喀血 348
- 活動耐性低下 172
- 合併症 039
- 痒み 053
- カルテ記入 165
- 肝炎 397
- 間欠痛 061
- 緩下薬 093
- 肝硬変 398
- 看護介入 161
- 看護学生 287
- 看護記録 163
- 看護師長 284
- 看護助手 286
- 看護部長 282
- 鉗子分娩 562
- 患者教育 164
- 冠状動脈 311
- 肝性脳症 399
- 関節可動域 108
- 感染経路 191
- 肝臓 373
- 患側 138
- 浣腸 094
- 間脳 410
- 緩和ケア 638

き
- 既往歴 242
- 期外収縮 319
- 器械出し看護師 487
- 気管 341
- 気管カニューレ 198
- 気管支 342
- 気管支炎 357
- 気管支喘息 358
- 気管支内視鏡 355
- 気管内チューブ 497

語	頁	語	頁	語	頁
□ 起坐位	097	□ 痙攣	417	□ 後陣痛	585
□ 義歯	075	□ 外科	294	□ 抗生物質	239
□ 気道確保	368	□ 外科用ハサミ	507	□ 高体温	183
□ 気道浄化	203	□ 血圧	025	□ 喉頭	339
□ 気道分泌物	204	□ 血圧計	026	□ 高尿素レベル	455
□ 客観的データ	248	□ 血液ガス分析	353	□ 好発部位	115
□ 吸引	201	□ 血液型不適合	529	□ 硬膜外麻酔	569
□ 吸引アウトレット	136	□ 血液循環	144	□ 膏薬療法	219
□ 吸引器	202	□ 血液標本	249	□ 誤嚥	207
□ 吸引分娩	561	□ 結核	360	□ 呼吸困難	347
□ 救急治療室	304	□ 血管拡張薬	332	□ 呼吸数	017
□ 急性疼痛	184	□ 血管造影図	256	□ 呼吸パターン	173
□ 橋	412	□ 血小板	254	□ 骨髄穿刺	269
□ 仰臥位	100	□ 血糖	250	□ 骨粗鬆症	624
□ 共感	146	□ 血尿	463	□ 骨盤位	547
□ 胸腔ドレナージ	366	□ げっぷ	605	□ 昏睡	424
□ 胸式呼吸	018	□ 血便	387	□ 混濁尿	464
□ 狭心症	325	□ 下痢	383		
□ 強心薬	333	□ 減圧用具	125	**さ**	
□ 胸水	364	□ 減塩食	070	□ 細菌培養	268
□ 胸痛	313	□ 幻覚	041	□ 最終月経	523
□ 局所的な痛み	060	□ 検眼鏡	266	□ 臍帯	519
□ 局所麻酔	490	□ 検査技師	288	□ 在宅ケア	619
□ 去痰薬	367	□ 検査室	275	□ サイドレール	131
□ 筋電図	264	□ 健側	139	□ 差し込み便器	092
□ 筋肉内注射	231	□ 倦怠感	037	□ 刺すような痛み	063
				□ 嗄声	352
く		**こ**		□ 坐薬	216
□ 駆血帯	235	□ 構音障害	429	□ 産科	297
□ クモ膜下出血	438	□ 口渇	050	□ 産後鬱病	591
□ グラスゴー昏睡尺度	448	□ 抗癌薬	238	□ 三種混合ワクチン	614
□ クランプ	565	□ 抗凝固薬	240	□ 産褥熱	586
		□ 口腔衛生	073	□ 酸素アウトレット	135
け		□ 口腔温	006	□ 酸素マスク	195
□ 経管栄養	071	□ 口腔乾燥	049	□ 酸素流量計	196
□ 頸管展退度	553	□ 口腔粘膜	205	□ 産道	557
□ 経口の	210	□ 高血圧症	031	□ 残尿感	466
□ 経腟エコー	535	□ 口臭	079	□ 三方活栓	234
□ 傾聴	149	□ 拘縮	109		
□ 経鼻胃管	072	□ 甲状腺	474	**し**	
□ 傾眠	425	□ 甲状腺機能亢進症	480	□ CTスキャン	262

□子癇	576	□授乳	602	□心室	306
□子宮	515	□主任看護師	285	□新生児	593
□子宮外妊娠	572	□受容	145	□新生児黄疸	598
□子宮頸癌検査	533	□循環器科	290	□振せん	427
□子宮頸管無力症	574	□常位胎盤早期剥離	578	□心尖拍動	012
□子宮頸部	514	□障害者	621	□腎臓	449
□子宮収縮	550	□消化器科	291	□腎臓内科	292
□子宮底長	538	□上気道	340	□身体可動性	170
□子宮内胎児発育遅延	582	□踵骨	120	□身体診察	244
□子宮復古	588	□錠剤	211	□身体損傷リスク	181
□自己健康管理	166	□症状	033	□診断	162
□死後処置	158	□上大静脈	308	□身長	245
□自己妊娠検査	522	□小腸	376	□陣痛分娩室	555
□死産	584	□床頭台	133	□心的外傷後ストレス障害	180
□児心音	534	□消毒	189	□心電図	321
□事前指示	153	□消毒液	568	□心肺蘇生	501
□自尊心	147	□小児科	299	□心肺停止	155
□失禁	084	□小脳	414	□深部静脈血栓症	485
□失見当識	420	□静脈注射	232	□心不全	324
□失語症	428	□上腕動脈	014	□腎不全	452
□失神	421	□食事介助	065	□心房	305
□しびれ	418	□触診	009	□信頼関係	148
□しびん	085	□褥瘡	114		
□死別	636	□食道	370	**す**	
□死亡診断書	159	□食道静脈瘤	394	□膵炎	401
□死亡率	626	□食欲不振	384	□膵臓	375
□シムズ位	103	□除細動	334	□水痘	615
□湿り気	121	□初産婦	528	□吸い飲み	080
□しゃっくり	051	□処置室	276	□水分出納	329
□収縮期血圧	028	□初乳	603	□水疱	111
□周術期ケア	496	□徐脈	318	□髄膜炎	440
□集中治療室	303	□視力検査	265	□ズキズキする痛み	064
□十二指腸	372	□心拍出量	030	□頭痛	055
□終末期ケア	633	□腎盂腎炎	450		
□主観的データ	247	□心エコー図	322	**せ**	
□出血	035	□心カテーテル検査	323	□生活習慣の変更	336
□術後回復	171	□心筋梗塞	326	□整形外科	296
□術後合併症	503	□心筋層	312	□生検	271
□出生前ケア	521	□人工呼吸器	200	□清拭	141
□出生率	625	□人工瘻ケア	408	□正常範囲内で	008
□術前処置	482	□深呼吸	022	□正常分娩	544

語	番号
□ 精神科	302
□ 精巣	460
□ 咳	345
□ 舌圧子	074
□ 絶飲食	483
□ 舌下錠	213
□ 赤血球	252
□ 摂食障害	066
□ 舌苔	078
□ 絶対安静	330
□ 接着用テープ	510
□ 切迫流産	573
□ セルフケア不足	175
□ 前期破水	580
□ 全血算	251
□ 仙骨	117
□ 全人的医療	152
□ 全身麻酔	489
□ 前置胎盤	579
□ 疝痛	058
□ 先天性欠損	542
□ 蠕動	406
□ 喘鳴	351
□ せん妄	432
□ 泉門	596
□ 前立腺	459
□ 前立腺炎	471
□ 前立腺肥大	472

そ

語	番号
□ 造影剤	263
□ 早期離床	127
□ 臓器移植	640
□ 臓器提供	639
□ 総頸動脈	013
□ 早産	570
□ 側臥位	102
□ 足背動脈	016
□ 足浴	142
□ 組織循環	174
□ 蘇生拒否	154

語	番号
□ 外回り看護師	486
□ 尊厳	634

た

語	番号
□ 胎位	545
□ 体位ドレナージ	365
□ 体位変換	105
□ 体液量	168
□ 体温	002
□ 体温計	003
□ 対光反射	430
□ 胎脂	599
□ 胎児	520
□ 代謝	477
□ 体重	246
□ 大手術	492
□ 対象者	151
□ 大腸	377
□ 大転子	119
□ 胎動	539
□ 大動脈	307
□ 大動脈瘤	327
□ 大脳	409
□ 胎盤	518
□ 胎盤娩出	560
□ 胎便	597
□ 大便	089
□ 唾液	206
□ 唾液腺	369
□ 多胎妊娠	583
□ 脱脂綿	567
□ 脱水	038
□ 端座位	098
□ 弾性ストッキング	564
□ 胆嚢	374
□ 胆嚢炎	400
□ 蛋白質摂取	456
□ 蛋白尿	259

ち

語	番号
□ チアノーゼ	315

語	番号
□ 知識不足	177
□ 膣	513
□ 中間尿	258
□ 注射器	227
□ 注射剤	225
□ 虫垂	379
□ 虫垂炎	404
□ 中枢神経系	415
□ 中脳	411
□ 腸骨	118
□ 聴診	021
□ 聴診器	020
□ 腸閉塞	402
□ 聴力計	267
□ 直腸	380
□ 直腸温	007
□ 治療食	068
□ 鎮静剤	237
□ 鎮痛薬	236

つ

語	番号
□ つわり	540

て

語	番号
□ 低栄養	122
□ 帝王切開	563
□ 低血圧症	032
□ 低血糖症	479
□ 剃毛	484
□ 摘便	095
□ 転移巣	392
□ 電解質平衡	500
□ てんかん	447
□ 伝染病	628
□ 点滴静注	223
□ 点滴スタンド	134
□ 点滴速度	224
□ 転倒リスク状態	182

と

語	番号
□ 頭位	546

□ 同意	481
□ 頭蓋内圧	441
□ 動悸	314
□ 瞳孔散大	156
□ 橈骨動脈	015
□ 透析	453
□ 糖尿	260
□ 導尿	086
□ 糖尿病	476
□ 動脈硬化症	328
□ 閉じこもり	620
□ 突発性発疹	612
□ 努力呼吸	023
□ ドレナージ	499
□ 鈍痛	059

な

□ ナースコール	130
□ 内科	289
□ 内視鏡	393
□ 内分泌科	300
□ 内分泌の	473
□ 軟膏剤	218
□ 難産	543

に

□ 2時間ごとに	123
□ 入院受付所	274
□ 乳児死亡率	627
□ 乳腺炎	590
□ 乳頭痛	589
□ 乳幼児突然死症候群	609
□ 尿	083
□ 尿意切迫	467
□ 尿管	457
□ 尿検査	257
□ 尿道カテーテル	087
□ 尿路感染症	470
□ 尿路結石	469
□ 妊娠	524
□ 妊娠高血圧症候群	575

□ 妊娠初期	536
□ 妊娠糖尿病	577
□ 妊娠届出書	526
□ 認知機能	623
□ 認知症	446

ね

□ 熱性痙攣	611
□ ネフローゼ	451

の

□ 脳炎	439
□ 脳血管造影	434
□ 脳梗塞	436
□ 脳死	157
□ 脳出血	437
□ 脳腫瘍	444
□ 脳神経外科	295
□ 膿性痰	208
□ 脳性麻痺	610
□ 脳卒中	435
□ 脳動脈瘤	443
□ 脳波	433
□ 脳浮腫	442
□ 膿盆	077
□ 喉の痛み	045

は

□ 肺	343
□ バイアル	226
□ 肺炎	359
□ 肺気腫	362
□ 肺機能	356
□ 敗血症	504
□ 肺静脈	310
□ 排泄	081
□ 排泄ケア	082
□ 肺塞栓症	361
□ バイタルサイン	001
□ 肺動脈	309
□ 梅毒	532

□ バイトブロック	076
□ 排尿障害	461
□ 排尿痛	465
□ 排便	090
□ 廃用症候群	126
□ 排臨	554
□ 吐き気	385
□ 破水	551
□ 発汗の増加	320
□ 白血球	253
□ 発熱	034
□ 鼻カニューレ	197
□ 針	228
□ バリウム注腸	407
□ パルスオキシメーター	194

ひ

□ 非可動性	113
□ 皮下注射	230
□ 鼻腔	337
□ 非言語コミュニケーション	150
□ 微弱陣痛	581
□ 悲嘆	637
□ 皮内注射	229
□ 泌尿器科	293
□ 避妊法	592
□ 皮膚科	301
□ 皮膚緊張感	405
□ 飛沫感染	190
□ 病衣	137
□ 病室	129
□ 標準予防策	488
□ 病理診断	270
□ 疲労	042
□ 貧血	391
□ ピンセット	506
□ 頻尿	462
□ 頻脈	317

ふ

| □ ファウラー位 | 104 |

- ☐ 不安の軽減　335
- ☐ 風疹　531
- ☐ 腹囲　537
- ☐ 腹臥位　101
- ☐ 腹式呼吸　019
- ☐ 腹水　388
- ☐ 浮腫　036
- ☐ 婦人科　298
- ☐ 不整脈　316
- ☐ 不定愁訴　040
- ☐ 不眠症　043
- ☐ プライバシーの確保　140
- ☐ 分娩台　556

へ

- ☐ 平均寿命　630
- ☐ 便失禁　096
- ☐ 片頭痛　056
- ☐ 片側無視　176
- ☐ 便秘　382
- ☐ 片麻痺　423

ほ

- ☐ 剖検　272
- ☐ 縫合　508
- ☐ 膀胱　458
- ☐ 膀胱炎　468
- ☐ 縫合針　509
- ☐ 放射線科　277
- ☐ 包帯　511
- ☐ 訪問看護師　618
- ☐ 飽和度　193
- ☐ 保健師　617
- ☐ 母子手帳　527
- ☐ 発作　431
- ☐ 発疹　052
- ☐ 発赤　110
- ☐ ボディーイメージ混乱　178
- ☐ ボディーメカニックス　106
- ☐ 哺乳反射　606
- ☐ 骨の隆起部　116

ま

- ☐ 麻疹　616
- ☐ 末梢神経系　416
- ☐ マンシェット　027
- ☐ 慢性閉塞性肺疾患　363

み

- ☐ 未熟児　594
- ☐ 耳鳴り　046
- ☐ 脈のリズム　011
- ☐ 脈拍数　010

む

- ☐ 無気肺　350
- ☐ 無菌操作　185
- ☐ 無呼吸　349

め

- ☐ メス　505
- ☐ 滅菌手袋　186
- ☐ めまい　047
- ☐ 免疫　530

も

- ☐ 蒙古斑　600
- ☐ 盲腸　378
- ☐ 網膜症　478
- ☐ モロー反射　601
- ☐ 問診　241

や

- ☐ 焼けるような痛み　062
- ☐ 薬局　278

ゆ

- ☐ 輸血　498

よ

- ☐ 羊水　517
- ☐ 腰痛　044

- ☐ 翼状針　233
- ☐ 予後　495
- ☐ 横抱き　608
- ☐ 予定日　525
- ☐ 予防接種　622

ら

- ☐ ラッチオン　604
- ☐ 卵管　516

り

- ☐ 罹患率　629
- ☐ リザーバーマスク　199
- ☐ 立位　099
- ☐ 利尿薬　331
- ☐ 流産　541
- ☐ 流動食　069

れ

- ☐ 霊的苦悩　635

ろ

- ☐ 老廃物　454

わ

- ☐ 脇の下　004

動詞

- ☐ いきむ　559
- ☐ 〜をすり込む　221
- ☐ 〜を挿入する　217
- ☐ 〜を投与する　215
- ☐ 〜を溶かす　214
- ☐ 〜を塗る　220
- ☐ 〜を予防する　124

聞いて覚える医学英単語

キクタン メディカル

5. 看護とケア編

執筆　平野 美津子
シリーズ監修　髙橋 玲（Dr. レイ）

発行日	2011年3月4日（初版） 2024年4月3日（第4刷）
企画・編集	株式会社 アルク　文教編集部
編集協力	足立 恵子（株式会社 サイクルズ・カンパニー）
英語編集協力	Eric Hajime Jego
アートディレクション	細山田 光宣
デザイン	朝倉 久美子（株式会社 細山田デザイン事務所）
イラスト	吉泉 ゆう子 株式会社 手塚プロダクション （『ブラック・ジャック』図版提供、吹き出しせりふの監修）
ナレーション	Carolyn Miller、堀越 省之助、水月 優希
音楽制作	柳原 義光（株式会社 アドエイ）
録音・編集	山口 良太（一般財団法人 英語教育協議会）
CDプレス	株式会社 ソニー・ミュージックソリューションズ
DTP	株式会社 秀文社
印刷・製本	図書印刷株式会社
発行者	天野 智之
発行所	株式会社 アルク 〒141-0001 東京都品川区北品川 6-7-29 ガーデンシティ品川御殿山 Website：https://www.alc.co.jp/

地球人ネットワークを創る
アルクのシンボル
「地球人マーク」です。

・落丁本、乱丁本は弊社にてお取り替えいたしております。Webお問い合わせフォームにてご連絡ください。
　https://www.alc.co.jp/inquiry/
・本書の全部または一部の無断転載を禁じます。著作権法上で認められた場合を除いて、本書からのコピーを禁じます。
・定価はカバーに表示してあります。
・製品サポート：https://www.alc.co.jp/usersupport/
©2011 Mitsuko Hirano ／ ALC PRESS INC.　Printed in Japan.
PC：7010106　ISBN：978-4-7574-1972-8